증상에 따라 누구나 쉽게할 수 있는

經穴 經絡
경혈·경락으로
치료하는 질병과 건강비법

자연치유능력으로 치료 효과를 올리는 신통한 경혈 경락 법!

편저 : 대한건강증진치료연구회

아플때 급소를 찾아라!

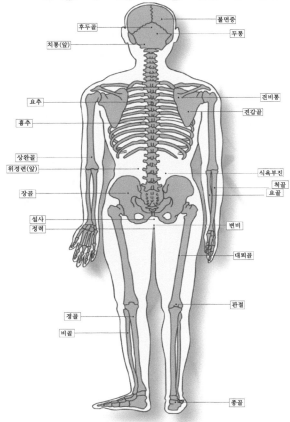

- 후두골
- 불면증
- 두통
- 치통(앞)
- 요추
- 견비통
- 견갑골
- 흉추
- 상완골
- 위경련(앞)
- 식욕부진
- 척골
- 요골
- 장골
- 설사
- 정력
- 변비
- 대퇴골
- 관절
- 경골
- 비골
- 종골

법문 북스

증상에 따라 누구나 쉽게 할 수 있는

신통 神通 한

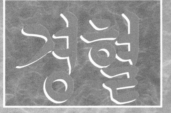 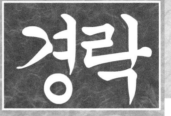

마사지 지압 방법

지압이란

지압 건강법이란 손, 바로 사람의 손만을 사용하여 건강을 유지하고 더 건강하게 하는 것이다.

손으로 어디를 어떻게 누르느냐가 의문점인데 누르는 곳이 우리 몸의 표면 즉 체표(體表)라고 하는데 바로 피부 살갗을 누르게 되는데 서서히 누르면 자연히 그 안의 속까지 누르게 되는 것이다.

누른다고 한 없이 누를 수는 없는 것이니까, 어느 지점까지 누르는 게 바로 지압의 원칙이라고 할 수가 있는 것이다.

그러면 어디를 눌러야 될까?

어려운 일인데 바로 그 곳이 지압하는 선(線)과 점(点)이다.

그런데 이렇게 눌러야 되는 곳이 전신의 어는 곳이나 다 있다 해도 과언이 아니다.

우리들 몸에는 표면(體表)에 자극을 민감하게 내장에 전달하는 장소가 있는데 비유하자면 마치 전화번호를 돌려서 상대방을 불러낼 수 있듯이 체표(體表, 몸 표면)에 자극을 전달할 수 있는 장소가 있는 것이다.

바로 그런 곳이 경락과 그 위에 있는 경혈(經穴)인 것이다.

경락이란 인간이 살아가는데 매우 중요한 역할을 하고 있는 오장육부를 돌면서 에너지 즉 기(氣)를 공급하는 순환계라고 있는데 동양의학의 독특한 것으로서 이것을 경락(經絡)이라고 한다.

경락(經絡)의 경(經)은 종(縱)으로 흐르고 있으며, 락(絡)은 횡(橫)으로 흐름을 의미하고 있는 것이다. 즉 우리들 몸에는 머리에서 발끝까지 경락이 종횡(縱橫)으로 흐르고 있으며, 이 경락 내에서 에너지가 원만히 흐르고 있다면 건강하고, 어느 장부(臟腑)에 이상이 있으며 즉시 그 에너지(氣)의 흐름이 정체(停滯)된다고 한다.

이와 같이 기(氣) 즉 에너지 흐름이 정체되면 그 이상이 경락의 요소요소에 나타나는데 그 나타나는 주위에는 통증(痛症), 냉감(冷感), 경결(硬結), 함몰(陷沒) 등의 증상으로서 나타나게 되는데 그렇게 나타나는 곳이 경혈에 해당되는 곳이라고 한다.

즉 경혈은 우리 몸의 터미널이라고 할 수 있다. 그러니까 이 경락, 경혈에 지압을 하게 되면 기(氣)의 넘치고 부족 되는 것을 조절하게 되고, 또 그 흐름을 원활하게 하여 주어, 다시 내장 기능이

활발하게 되어서 몸의 이상이나 병이 치료된다는 것이다.

　지압은 경락과 경혈을 눌러서 건강을 되돌리는 것인데 그냥 누르기만 하면 좋다고 할 수는 없는 것이다.
　지압은 압반응, 압반사라고 하는 압의 효과를 기대하는 물리적 생체요법으로서 침구에서는 경혈점만을 중점적으로 기구를 사용하여 시술하는데 대하여 지압은 원칙적으로 전신요법이기 때문에 경락 전체를 맨손으로 시술하고 증상에 따라서 부분 지압을 하게 된다.

　지압의 특징으로서는 다른 수기(手技, 안마, 마사지 등)는 동적(動的) 즉 많이 움직이는데 대하여 지압은 정적(靜的)인 것이 특징으로서 손으로 누르는 압이 내장과 근육 등 인체의 조직에 깊숙이 침투하도록 지속압(持續壓)을 가하여 우리 몸이 가지고 있는 자연치유능력을 이끌어내어 치료 효과를 올릴 수가 있는 것이라 할 수가 있다.

　이와 같은 원리에 근대 의학의 생리학적, 해부학적 근거에서 체표에 제일 효과적인 지압 점을 각 부위마다 체계를 세운 것이 현대지압이라 할 수 있다.

차 례

경혈 경락 마사지 방법

증상에 따라 치료하는 경혈 경락 지압법

증상에 따라 누구나 쉽게 할 수 있는

신통 神通 한

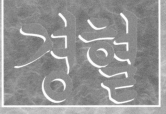 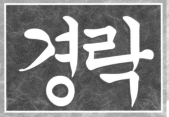

마사지 지압 방법

경혈 지압 마사지하는 방법

누르기 지압 방법

손바닥 또는 엄지손가락이나 네 손가락으로 배의 경혈부분을 3~5초 간격으로 누르는 방법이다. 천천히 체중을 실었다가 천천히 힘을 뺀다. 이것은 신경이나 근육의 긴장을 푸는데 좋다.

두들기기 지압 방법

한손이나 양손으로 상대의 몸을 가볍게 리드미컬하게 두들기는 방법이다. 넓고 단단한 주먹으로 두들기되 연하고 좁은 곳은 손으로 물건을 자르는 것처럼 두들기면 효과적이다.

어루만지고 문지르기 지압 방법

 손바닥을 상대 환부에 맞대고 같은 힘으로 어루만지거나 문지르는 방법이다.

주무르기 지압 방법

 보편적인 근육 마사지법으로 근육을 꼭 잡고 손가락의 배전체 혹은 양손바닥 전체로 가볍고 유연하게 근육을 주무르는 방법이다.

흔들기(진동) 지압 방법

손바닥이나 손가락 끝을 환부에 대고 가볍게 누르면서 잘게 떨게 하는 방법이다. 저리거나 마비가 될 때 매우 효과적이다.

쓰다듬거나 휘젓기 지압 방법

엄지, 검지, 중비 등을 효과적으로 사용하는 고급 마사지법으로 일반가정에서는 활용하지 않는다.

쉽게 할 수 있는 경혈 자극법

뜸과 온구로 자극

쑥이나 해초로 사용하는 뜸은 증상에 맞춰 삼장(같은 곳에 뜸을 뜨는 회수를 1장, 2장이라고 한다) 이상의 뜸을 경혈에 뜨면 된다. 뜸은 매일하든가 아니면 7일에 5~6일 정도 계속하면 된다. 만약 질병이 없어도 예방하는데 많은 도움이 된다.

뜸이 따갑고 자극이 남아 싫어하는 사람에겐 온구(간접 뜸)가 좋다. 치료효과는 별 차이가 없다. 널리 사용되는 온구는 생강즙이나 마늘즙을 침투시킨 종이를 경혈유에 놓고 그 위에 뜸 풀을 올려 불을 붙이는 방법이다. 생강이나 마늘의 자극이 더해져 효과가 한층 더 있다.

증상에 따라 누구나 쉽게 할 수 있는 경혈 경락 지압법

지압으로 자극

엄지의 배나 다른 손의 손가락과 손바닥을 이용하는 지압이다. 손바닥을 사용할 땐 양손을 겹치고 팔꿈치를 펴 체중이 실리도록 몸을 이동시킨 후 세기를 조정해서 상대의 몸 중심 방향으로 누르는 것이 비결이다. 지압은 자극이 크지만 지속되지 않는 단점이 있다.

그래서 고안된 것이 은립(銀粒)이다. 이것을 경혈에 붙여두기만 해도 이와 같은 효과를 얻는다. 은단이나 쌀알을 함께 경혈장소에 붙이되 자주 바꾸어 붙이는 것이 좋다. 바꾸어 붙일 땐 처음 장소와 2~3㎜씩 옮겨 붙이는 것이 좋다.

침 치료법의 대용방법

　전문가가 아니면 일반가정에서는 침 치료가 어렵다. 하지만 침 대용품인 이쑤시개로 효과를 올리는 것은 가능하다. 이쑤시개의 뾰족한 쪽, 자극이 강할 땐 둥근 쪽으로 해서 피부에 상처가 날 정도로 100~200회를 찔러주면 된다. 또한 이쑤시개를 15~16개로 묶어서 사용하는 방법도 있다.

집에서 쉽게 사용할 수 있는 경혈자극 용품들

볼펜으로 자극

다리같은 경혈을 지압할 때 좋다.
여러 각도를 바꿔서 자극하는데 편리하다.

동전으로 자극

어깨나 목에 있는 경혈을 자극할 때 좋다.

이쑤시개로 자극

침요법과 비슷한 효과를 낼 수 있다.
5-10개정도씩 묶어서 사용한다.

칫솔로 자극

허약체질이나 신경과민 피부에 좋다.
부드러운 털이 좋고 약한 피부에 사용하는 것이 좋다.

담배로 자극

담뱃불을 경혈에 가까이 했다 멀리했다 하면 된다.
구토나 치통, 종기 같은 통증을 없애는데 좋다.
그 외에 부러쉬와 드라이로 하는 방법이 있다.

지압의 3원칙

지압을 할 때에는 다음의 3가지 원칙이 지켜져야 하다.

지압은 누를 때에 다음의 3원칙을 지켜서 할 때만이 그 효과를 얻을 수 있으며 또 다른 수기 (안마, 맛사지)와 구별되는 점이기도 한다.

수직압

몸 표면을 향하여 수직으로 압을 넣어야 한다. 수직으로 넣는 압이 생리적인 작용으로 체표가 내부의 탄력 층에 밀착되어 안정되기 때문에 생체(生體)에 손상을 주는 일이 적다.

안정지속압

지압은 어느 정도 수직으로 압을 가하고 나서 그 힘을 늦추지 말고 일정시간(보통3초~5초)을 그대로 힘을 유지한 후 서서히 힘을 늦추어 압을 빼주어야 한다.

정신 집중

안정 지속압과 수직압을 가하였더라도 피술자와의 일치된 속에서 안정된 압으로 정성들여 누를 때마다 정신을 집중하여야 한다

침 치료법의 대용방법

전문가가 아니면 일반가정에서는 침 치료가 어렵다. 하지만 침 대용품인 이쑤시개로 효과를 올리는 것은 가능하다. 이쑤시개의 뾰족한 쪽, 자극이 강할 땐 둥근 쪽으로 해서 피부에 상처가 날 정도로 100~200회를 찔러주면 된다. 또한 이쑤시개를 15~16개로 묶어서 사용하는 방법도 있다.

증상에 따라 누구나 쉽게 할 수 있는

신통 神通 한

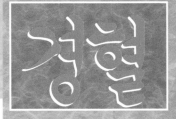
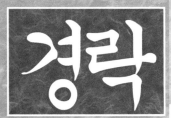

비만을 고치는 경혈

교감, 신문, 폐, 기점 등의 경혈을 잡으면 효과가 있다.

경혈급소

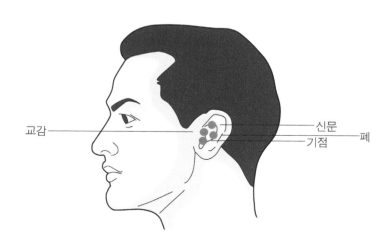

이 경혈을 자극하면 담배가 싫어지는데, 어디까지나 본인의 의
지가 있어야만 가능하다. 또한 담배를 끊어 마음이 진정되지 않
을 때도 이 경혈들을 자극하면 해결된다.

그리고 비만에도 이 경혈이 효과가 있다. 비만에는 호르몬의 이
상으로 생기는 병적인 것과 스트레스해소로 인한 과식으로 나타
나는 비만으로 나눌 수가 있다. 경혈요법의 효과는 후자인 스트
레스해소 폭식 쪽이다.

▲경혈급소 증상과 치료법

교감은 가슴과 배속의 모든 내장(內臟)과 핏줄에 퍼져 있고, 신문은 수
소음심경에 속하는 혈로 손목 안쪽 가로금의 뒤에 있고, 폐는 흉강 좌우
에 한 쌍이 있다. 이 경혈은 담배를 피우고 싶은 마음과 음식을 먹고 싶
은 마음을 없애주는 효과가 있다.

기침과 목통증을 고치는 경혈

척택(尺澤)의 경혈을 잡으면 효과가 있다.

경혈급소

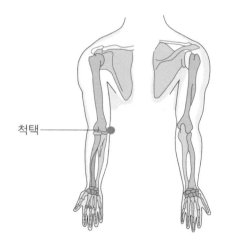

척택

가볍게 팔을 굽혔을 때 단단한 근육이 생기는 곳

노래방이 생긴 이후 노래증후군이란 목병을 많이 듣고 있다. 이 것은 목을 무리하게 사용해서 성대에 염증이 생긴 것이다. 보편 적인 목 통증은 편도염에서 나타나는 것이다. 그리고 인두염과 후두염으로도 목은 아프다.

기침은 감기, 기관지염, 후두염, 천식 등으로 인해 나타난다. 소 아의 목 염증은 류머티즘염의 원인이 될 수 있기 때문에 이물질 이 목에 걸리면 좋지 않다.

▲경혈급소 증상과 치료법

팔을 굽혔을 때 팔꿈치 안쪽에 생기는 커다란 주름을 주와횡문(?窩橫 紋)이라고 하고, 그 바깥 가장자리에서 횡문을 따라 안쪽 2㎝ 위치가 척 택경혈이다. 가볍게 누르면 맥박을 느낄 수 있고 강하게 누르면 손끝이 마비된다. 자극방법은 집모침이 가장 좋고 굴절부이기 때문에 뜸은 피 해야 한다.

가성근시를 고치는 경혈

광명(光明)의 경혈을 잡으면 효과가 있다.

경혈급소

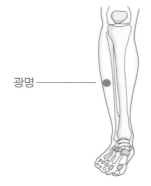

광명

가성근시를 다른 말로 수양체근긴장증(手樣體筋緊張症) 또는 학동근시라고도 한다. 가성근시는 초등학교 저학년에게 많이 나타난다.

눈의 수정체엔 친씨대라고 하는 수백 개의 가는 인대가 상하로 붙어있고 안구전면에 매달려 있다. 친씨대가 풀려 수정체가 두껍게 되면 굴절도가 늘어 가까운 곳을 똑똑하게 볼 수 있다. 이 모양체근이 피로할 때 일시적으로 기능이 마비되는 것이 가성근시다.

원인은 피로에 의해 혈액순환이 나빠져 나타나는 것인데 경혈요법으로 치료하면 된다. 만약 가성근시를 그대로 두면 진성근시로 변해 경혈요법으로는 불가능하다. 따라서 조기에 경혈요법으로 치료를 해야 한다.

▲경혈급소 증상과 치료법

발의 외측 복사뼈 위 5치에 광명의 경혈이 있다. 즉 무릎 바깥쪽 밑에 둥근 뼈인 비골소두라는 위치와 바깥 복사뼈를 연결한 선상의 한복판에서 2횡지(검지와 중지를 모은 폭) 밑이 광명의 경혈이다. 이곳에 뜸이나 은립으로 자극하면 된다.

가슴통증과 늑간신경통을 고치는 경혈

내관(內關)의 경혈을 잡는다.

경혈급소

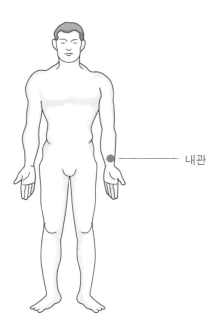

내관

가슴에 통증이 오면 먼저 병원에서 정밀검사를 받아야 한다. 즉 심장 이상, 폐암이나 폐병, 늑골의 골절 등일 수 있기 때문이다. 과격한 운동을 하거나 뜨거운 목욕물에 들어갔을 때, 스트레스가 겹쳤을 때 왼쪽 가슴에서 어깨나 팔 쪽에 걸쳐 조이는 느낌과 불쾌감을 동반한 통증이 수십 분 반복되면 협심증으로 의심해야 한다. 안정 때나 수면 중일 때 매우 강한 통증을 느끼면 심근경색으로 의심해야 한다.

또한 폐병이 걸리면 통증은 심하지 않지만 가슴 막에 염증이나 폐경색이면 통증이 심하다. 기침과 가래와 함께 발열이나 호흡곤란을 겪는다. 심호흡을 할 때 통증이 심해지기도 한다.

원인은 늑간 신경통이나 늑골 골절 등 흉벽의 이상으로 나타나는 것인데, 때로는 숨을 쉴 수 없을 정도로 괴롭다. 이밖에 대상포진후신경통(帶狀?疹後神經通)이라는 심한 가슴통증이 있다. 대상포진에 걸리면 즉시 페인클리닉에서 적절한 치료를 받아야 한다.

▲경혈급소 증상과 치료법

손바닥을 위로 향해 손목을 앞으로 굽혔을 때 생기는 굵은 주름중 손바닥에 제일 가까운 주름을 기준으로 한다. 여기서 검지, 중지, 약지 등을 모은 폭만큼 잡은 곳, 즉 두 개의 굵은 근(건)사이가 내관의 경혈이며 누르면 통증이 있다. 가슴에 통증을 왔을 때 그곳에 손톱을 세우는 것처럼 세게 눌러주면 통증이 사라진다. 이밖에 겨드랑이 아래서 셔츠의 바느질 선을 따라 겨드랑이 배 쪽으로 내려가는 선과 유두 높이에서 수평선이 만나는 곳이 겨드랑이 밑점이다. 이곳을 엄지로 세게 누르면 가슴통증이 제거된다.

간장병을 고치는 경혈

기문(期門)의 경혈을 잡으면 효과가 있다.

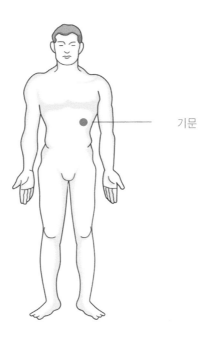

기문

느긋한 마음으로 계속해야 좋은 효과가 있다.

간장은 신체 중에서 뇌 다음으로 큰 장기다. 이곳은 해독, 영양분 공급과 저장, 분비액과 비타민 등을 관장하고 있다.

간장병에서 바이러스성 간염은 세계에서 가장 널리 퍼져있는 질환 중의 하나로 세심한 치료가 요구된다.

변에 섞여 나온 바이러스가 생선이나 채소에 달라붙은 후 입을 통해 감염되는 A형 간염과 수혈 등 혈액으로 감염되는 B형 간염이 있다. 이 중에서 B형 간염의 감염력이 A형보다 강해 타액이나 정액으로도 간접 감염이 된다. 이밖에 A,B형에 속하지 않는 비(非) A형, 비(非) B형 간염가지 나타나고 있는 추세다. 특히 A형 간염은 완전히 치료가 되지만 B형이나 비 A형, 비 B형은 비교적 치료가 어렵기 때문에 만성간염으로 발전되기 쉽다.

간장병의 증상은 전신 권태감과 식욕부진을 비롯해 구토가 나타난다. 이런 증상이 점차적으로 심해지면 황달현상까지 발전된다. 하지만 황달이 나타나지 않은 경우도 있다.

만성간염은 식사요법과 안정을 필요로 하는데, 검지의 결과에 따라 고담백?고비타민식과 요양을 취하면 된다. 이때 알코올은 흡수는 간장에 위험하기 때문에 피해야 한다.

▲경혈급소 증상과 치료법

양쪽 옆구리와 유두에서 직선을 밑으로 그은 선 위에서 제9늑골과 신체 앞쪽의 제일 밑 늑골인 제10늑골 사이에 기문의 경혈이 있다. 간장병은 단기성의 약이 없기 때문에 시간을 가지고 경혈치료를 지속적으로 해야만 효가를 얻을 수 있다. 자극방법은 집모침 혹은 은립을 붙여두면 된다. 그리고 만성간염은 한방약이 필요한데 단기간에 치료한다는 생각을 버려야 한다.

고혈압을 고치는 경혈

풍시(風市)의 경혈을 잡으면 효과가 있다.

경혈급소

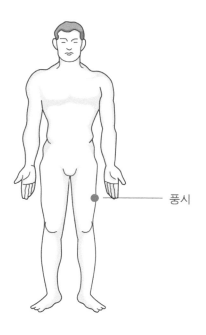

풍시

어디서나 손쉽게 하면 된다.

고혈압은 확실치 않은 본태성 고혈압 증세와 신장병에서 발병하는 신성고혈압 등 원인이 확실한 2차성 고혈압으로 분류한다.

이 중에서 위험한 것은 원인불명의 본태성 고혈압증이다. 이것은 장기간에 걸쳐 심혈을 기울여 조종하지 않으면 안 된다. 더구나 본태성일 경우 가는 동맥의 경화에서 시작되는 경우가 많고, 뇌졸중이나 심장병이 원인이 되기 때문에 특별히 주의해야 한다.

고혈압 증상은 현기증, 두통, 빈혈증세, 어깨통, 목의 뻣뻣함, 기분의 불안정 등이 있다. 이것은 말단의 혈관이 좁아져 혈액의 흐름이 원활하지 않기 때문이다.

이럴 경우엔 풍시의 경혈자극으로 혈압을 낮추고 증상을 해소해 예방에도 효과적이다. 아침에 일어났을 때 고혈증세를 느끼면 잠자리 속에서 3~5분간 중지, 약지, 새끼손가락을 모아 교대로 마사지해주는 습관을 길으면 좋다.

즉 손가락에는 혈관과 심장에 관련된 경락이 지나고 있기 때문에 혈액순환이 원활해지고 증상개선 혹은 예방까지 된다.

고혈압의 예방은 식사를 조심하고 스트레스가 쌓이지 않도록 해야 하며 특히 과격한 운동은 금물이다.

▲경혈급소 증상과 치료법

풍시의 경혈을 찾을 땐 온몸의 힘을 빼고 반듯하게 선다. 그런 후 팔을 무의식상태로 자연스럽게 내려 가운데 손가락 끝이 닿은 곳이다. 넓적다리의 바깥쪽을 누르면 몹시 아프다. 따라서 지압이나 뜸, 집모침이 좋다.

감기를 고치는 경혈

풍문(風門)의 경혈을 잡으면 효과가 있다.

경혈급소

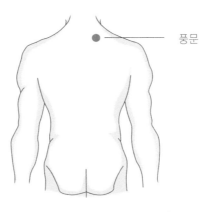

풍문

초기에 뜸을 뜨면 효과가 좋다.

감기는 유감(流感)이라는 세균에 의해 발병되는데, 급격한 온도 차로 호흡기에 염증을 일으키거나 신체기능이 균형을 이루지 못해 자율정신에 변조가 일어나서 생긴다.

하지만 아직까지 확실한 원인을 알 수가 없다. 동양의학 입장에서는 몸 상태에서 체질, 성격까지도 관계가 있다고 본다. 어쨌든 감기는 만병의 근원이기 때문에 초기에 고쳐야 한다.

예방은 신체기능을 조절하는 자율신경의 강화가 최고다. 풍자 돌림의 경혈은 비교적 감기에 효과가 있고 자율신경과 관계가 있다. 감기 초기라면 풍문이나 풍지 등을 자극하면 치료된다. 만약 심한기침이나 고열이 나면 즉시 전문의에게 진료를 받아야 한다.

▲경혈급소 증상과 치료법

풍문은 목 뒤쪽 중앙에 위치한 돌기(제7중추) 밑에서 시작해 흉추돌기의 위에서 둘째와 셋째 사이의 양쪽 1치 5푼 되는 곳이다. 감기를 한방의학에서 는 풍기(風氣)라고 하는데, 풍이란 스트레스로 인해 기라는 에너지가 소멸되는 것을 말한다. 즉 풍이 들어 있는 곳이 풍문이 되는 것이다.

자극방법은 뜸이 가장 큰 효과가 있고 브러시 마사지나 담배 뜸을 이용해도 좋다.

냉증을 고치는 경혈

복류(腹溜)의 경혈을 잡으면 효과가 있다.

경혈급소

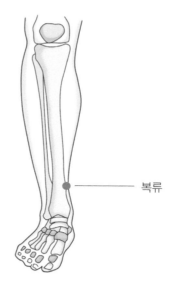

복류

복사뼈 안쪽 위 3횡지(검지, 중지, 약지를 모은 폭), 아킬레스건 안쪽가장자리가 복류의 경혈이다. 복류의 자극방법은 간접뜸, 담배뜸 등인데 뜨거움을 느끼지 않을 때까지 천천히 하면 된다. 지압보다도 유연(손가락 배나 손바닥을 사용해 부드럽게 문지르는 것)이 좋고 은립을 첨부해 계속해야 한다. 이때 이틀마다 조금씩 위치를 바꿔 붙이는 것도 좋다.

▲경혈급소 증상과 치료법

냉증의 원인은 호르몬 설에서부터 여러 가지가 추측되고 있지만 정확하지 않다. 그렇지만 빈혈에서 오는 것과 심인성에서 오는 것이 있다. 그러나 대분의 원인은 체온이나 혈액의 순환을 지배하는 자율신경의 이상에서 나타나는 것이다. 이것에서 어지럼증, 식은땀 등 자율신경실조의 증상이 동반된다.

한방에서는 이것을 신허(腎虛)라고 하는데, 부신이나 생식기를 비롯해 신경(腎經)이라는 경락의 작용이 저하되면 냉증이 나타난다. 따라서 신허의 저하를 회복시키는 경혈이 바로 복류다. 복류의 경혈자극은 부신의 작용을 높이고 호르몬의 분비를 촉진하며, 정력을 강하게 해주고 스트레스를 해소해 주는 작용을 한다.

눈의 피로를 풀어주는 경혈

객주인(客主人)의 경혈을 잡으면 효과가 있다.

경혈급소

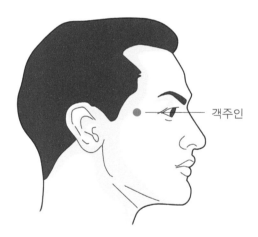

객주인

눈초리와 수평인 오목한 지점을 눌렀을 때 통증을 느끼는 곳

텔레비전이나 컴퓨터화면을 오랫동안 보면 눈의 피로가 쌓인다. 증상으로는 밥맛이 없고, 빈혈증세, 어깨굳기, 뒷머리 통증 등이다. PC등을 조작하는 오퍼레이터는 사전에 객주인의 경혈을 마사지하면 좋다. 또 직접적인 안정피로의 증상은 사물이 흐리게 보이거나 눈을 뜨고 있는 것이 힘들고 눈물이 나오거나 햇빛을 볼 수 없다. 이럴 경우에도 마사지와 온습포도가 효과가 있다. 다시 말해 특히 따뜻하게 해서 혈액순환을 원활하게 해주면 되지만, 결막염처럼 염증에 의한 눈병은 차게 해야 한다.

▲경혈급소 증상과 치료법

눈 꼬리에서 귀 쪽으로 곧게 그은 선상과 광대뼈 위 끝에서 귀밑 바로 앞을 누르면 통증을 느끼는 오목한 곳이 바로 객주인의 경혈이다. 안경을 낀 사람은 안경테가 닿는 부분이다. 이곳을 손가락으로서의 마사지하거나 이쑤시개로 자극하면 된다.

손가락 마사지의 경우 객주인에서 아랫눈썹으로 따라가며 자극하면 더욱 효과적이다. 이밖에 양손바닥 안쪽, 새끼손가락 아래 볼록한 부분을 가볍게 마사지하면 다른 경혈까지 자극되고 온엄법(溫奄法)도 동시에 된다. 그리고 눈의 피로를 치료하는 것 외에 미용에도 좋다.

금연하게 하는 경혈

교감, 신문, 폐, 기점 등의 경혈을 잡으면 효과가 있다.

경혈급소

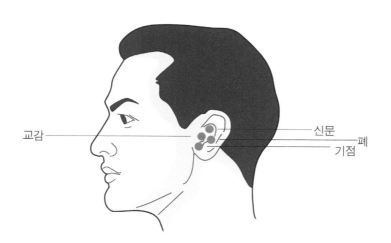

교감   신문
폐
기점

비만에도 이 경혈이 효과가 있다. 비만에는 호르몬의 이상으로 생기는 병적인 것과 스트레스해소로 인한 과식으로 나타나는 비만으로 나눌 수가 있다. 경혈요법의 효과는 후자인 스트레스해소 폭식 쪽이다.

▲경혈급소 증상과 치료법

교감은 가슴과 배속의 모든 내장(內臟)과 핏줄에 퍼져 있고, 신문은 수소음심경에 속하는 혈로 손목 안쪽 가로금의 뒤에 있고, 폐는 흉강 좌우에 한 쌍이 있다. 이 경혈은 담배를 피우고 싶은 마음과 음식을 먹고 싶은 마음을 없애주는 효과가 있다.

다리관절 통증을 풀어주는 경혈

환조의 경혈을 잡으면 효과가 있다.

경혈급소

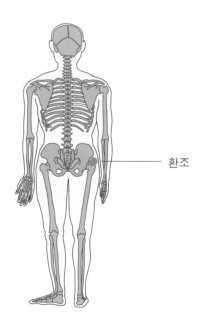

환조

대퇴골의 약간 뒤쪽에 있다.

걸을 때나 정좌를 할 때 넓적다리 위나 정강이 안쪽이 당겨서 아프거나 발이 좌우로 벌어지지 않고, 계단을 내릴 때 다리가 당기면 일단 다리관절 질환을 의심해야 한다.

다리관절에서 주의할 점은 여자아이에게서 가끔씩 볼 수 있는 천성고 관절 탈구증이다. 이것은 태어나기 전후에 자연적으로 관절이 빠지는 병이다. 치료는 빠를수록 좋은데 생후 6개월 이내에 치료하면 거의 완치된다.

▲경혈급소 증상과 치료법

허리 양옆 대퇴골 끝에서 약간 뒤쪽 환조에 경혈이 있다. 치골 결합부의 수평선상에서 대퇴골과 맞닿는 곳이라고 생각하면 된다. 옆으로 누워 다리를 90°로 굽혀 앞으로 눕혔을 때 허리에 대퇴골의 끝부분이 나타나기 때문에 이것을 기준하면 된다. 누르면 통증이 있으며 자극방법은 집모침, 만성적일 땐 은립을 붙이면 좋다.

* 다른 방법

무릎을 곧바로 뻗고 반듯이 눕는다. 한쪽 무릎을 굽히고 바깥 복사뼈를 다른 무릎 뼈 위에 놓고, 검사자는 굽은 하지를 바닥에 대는 것같이 누른다. 다리 관절질환 시에는 통증을 심하게 느낀다.

딸꾹질을 멈추게 하는 경혈

격유(膈俞)의 경혈을 잡으면 효과가 있다.

경혈급소

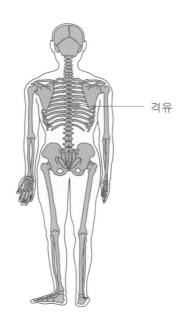

격유

제7흉추 극돌기에 있다.

딸꾹질은 횡경막의 경련으로 나타나는 것인데, 갑자기 찬 음식을 먹거나 과식하거나 자극성 있는 음식을 먹었을 때 나타난다. 이럴 경우엔 심호흡으로 잠시 숨을 멈추거나 컵에 물을 담아 단숨에 마시거나 혀를 잡아당기면 멈춘다. 하지만 딸꾹질이 자주 나오거나 길게 지속되면 위장병, 복막염, 간장병 등이 원인이 되기 때문에 검진을 받아야 한다. 또한 기복수술을 후나 호흡기 병, 경추나 척추의 장애로도 생긴다. 만약 원인도 없고 간단한 치료 방법으로도 멈추지 않으면 격유의 경혈을 자극해보는 것도 좋다.

▲경혈급소 증상과 치료법

등의 좌우 견갑골 하단을 잇는 선과 등골이 만나는 장소의 약간 상단인 제7흉추와 제8흉추 가운데다. 이곳에서 좌우 각 2횡지(검지와 중지를 모은 폭) 지점이 바로 격유의 경혈이다. 이곳을 누르면 견디기 어려운 통증이 온다. 자극방법은 집모침으로 꼭꼭 찌르거나 엎드려서 양손을 겹쳐 좌우경혈을 누르는 것을 반복하면 된다. 또 손목 내관경혈에 자극을 주면 쉽게 멈춘다.

동계와 숨참을 풀어주는 경혈

단중의 경혈을 잡으면 효과가 있다.

경혈급소

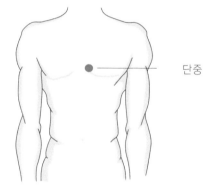

단중

유두선 위에서 약간 위에 있다.

갑자기 가슴이 두근거리거나 답답한 증상을 심박급속증이라고 하는데, 이것은 두 가지가 있다. 먼저 병이 아닌 생리적인 것인데, 이것은 갑자기 몸을 움직였을 때나 식사 직후의 상태, 화, 놀람, 공포로 인해 흥분했을 때 나타나는 것과 다른 하나는 신경성인 심장노이로제, 신경쇠약, 히스테리 등이다. 그러나 동계와 숨이 차는 것은 심장병, 고혈압이나 동맥경화 등의 혈관병, 사춘기 월경 시 갑상선 기능항진 등에 의한 호르몬에 관련한 것, 변비나 배가 당길 때, 비만 등 소화기 이상에 기인한 것, 니코틴, 알코올, 커피 등의 중독이나 병적원인에 기인하는 것 등이다. 만약 이런 증상이 오래 계속되면 경혈요법과 동시에 의사의 진단 후 정확한 치료를 받으면 된다.

▲경혈급소 증상과 치료법

단중의 경혈은 유두와 유두를 잇는 한가운데 조금 위쪽에 있는데, 누르면 숨이 막힐 것 같고 통증을 심하다.

두드러기를 없애주는 경혈

견우의 경혈을 잡으면 효과가 있다.

경혈급소

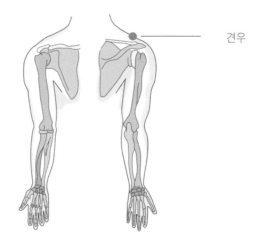

견우

고등어를 먹고 1,2시간 정도 지난 후 갑자기 몸이 가려우면서 피부에 붉은 융기가 생긴다. 한마디로 이것은 음식으로 나타나는 알레르기성 두드러기다. 알레르기성은 음식 외에 약품이나 화장품, 꽃가루, 먼지 등으로 일어나는 것도 많다. 또한 태양광선, 온도차 등의 물리적인 원인으로 생기는 것과 정신적으로 생기는 것이 있다.

두드러기 발진은 1,2시간 후면 쉽게 없어질 수도 있고 수개월 또는 수년간에 반복되는 경우도 있다. 만성두드러기는 좀처럼 치료하기가 곤란하지만 끈기 있게 경혈요법을 해주면 완치가 된다. 특히 알레르기성이면 체질개선을 한다는 기분으로 경혈요법을 꾸준히 해주는 것이 중요하다.

▲경혈급소 증상과 치료법

팔을 펼쳐 수평으로 올렸을 때 어깨와 팔의 접촉부에 있는 들어간 부분 (두 개가 생길 때는 앞쪽의 들어간 곳)이 견우의 경혈이다.

두통과 무거운 머리를 풀어주는 경혈

백회(百會)의 경혈을 잡으면 효과가 있다.

경혈급소

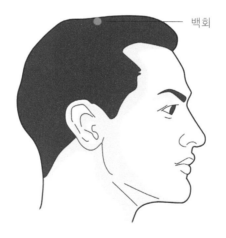

백회

머리 꼭대기에서 만난점이 백회의 경혈이다.

두통, 편두통, 머리가 무거운 원인을 살펴보면, 첫째 머릿속을 지나는 혈관의 확장이 요인인데, 가령 식품이나 약물섭취 중 혈관을 크게 하는 물질이 들었을 때나, 반대로 혈관을 수축시키는 물질로 수축한 혈관이 원상태로 되돌아올 때 생긴다. 둘째 근육의 긴장에서 오는 두통, 즉 목줄기나 어깨군기에서 오는 것이다. 셋째 원인이 확실치 않는 심인성 두통인데, 근심이나 고민 또는 프러스트레이션(frustration) 등으로 생긴다.

백회의 경혈은 세 가지에 대해 효과를 좋다. 이밖에 두통의 원인으로 머릿속의 종상이나 염증 등이 있거나 두부외상 후의 두통, 후두신경통 등이 있다. 두통이 빈발하거나 심한 통증이 지속되면 전문의의 진단을 받아야 한다.

▲경혈급소 증상과 치료법

50㎝ 정도의 끈을 두 개 준비한 다음 한 개는 얼굴정면, 즉 코끝에서 미간을 지나 후두부의 들어간 곳까지 똑바로 걸친다. 이것이 머리의 중앙선이다. 다른 끈은 머리 위를 통해 오른쪽 귀에서 왼쪽 귀까지 걸친다. 이때 귀를 앞으로 굽혀서 생기는 상부의 올라간 곳에 끈의 위치를 맞춘다. 이렇게 하여 두 끈의 머리 꼭대기에서 만난점이 백회의 경혈이다. 백회는 내려간 것을 끌어올리는 작용을 하기 때문에 위하수, 자궁탈, 탈홍 등에 효과적이다.

만성위통를 고쳐주는 경혈

중완(中脘)의 경혈을 잡으면 효과가 있다.

경혈급소

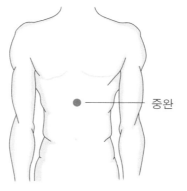

중완

가볍게 누르거나 은립을 붙여주면 효과가 좋다.

배가 더부룩하거나 가슴이 답답한 불쾌감을 느끼고, 가슴을 중심으로 아래 위가 아프거나 구토가 심하면 위병이다. 심한 통증이 동반되면서 구토나 발열이 나타나는 것을 급성 복통증이라고 한다. 이 질환을 그대로 두면 위험에 처하는 경우가 있기 때문에 즉시 치료를 받아야 한다.

이런 증상엔 두 가지의 원인이 있다. 먼저 위의 작용에 이상이 생긴 것과 위나 십이지장의 염증이나 궤양에 의한 것 등이다. 이런 증상이 오래 지속되면 염증이나 궤양으로 판단해야 한다.

위염, 위, 십이지장의 궤양, 위암은 기질적인 질환이지만, 소화기 궤양은 정신적 스트레스가 약해진 신체를 공격해서 나타나는 질환이다.

경혈요법은 위나 십이지장 등의 소화기기능을 높이고 스트레스를 해소시키면 위장장애에서 헤어날 수가 있다. 특히 위궤양이 위암으로 발전된다는 것은 드물다. 또한 담배는 모든 위병에 해가 되기 때문에 절연, 금연해야 건강한 삶을 누릴 수가 있다.

▲경혈급소 증상과 치료법

배꼽 수직선상 위쪽으로 가슴 홈 사이 한가운데가 바로 경혈인 중완이다. 완은 입을 말하는데 중완이란 위의 위쪽 입과 아래쪽 입 정중앙에 위치한다는 의미다. 하지만 실제로 위는 사람들이 추측하고 있는 것보다 약간 위쪽에 자리 잡고 있다. 이 경혈은 위염, 위궤양 외에 위경련과 위하수 등에도 효과가 뛰어나다. 자극방법은 복부에 양손바닥을 겹쳐서 가만히 누르든가 집모침을 사용하면 된다. 만성일 땐 은립을 붙여두면 효과를 볼 수 있다.

만성피로와 건망증을 풀어주는 경혈

지실(志室)의 경혈을 잡으면 효과가 있다.

경혈급소

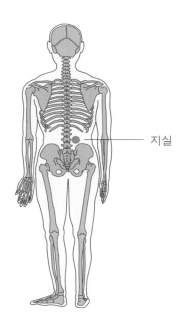

지실

제2요추 극돌기 4횡지분옆에 있다.
만성피로에는 약한 자극을 오래하는 것이 효과적이다.

　피곤한 증상이 오랫동안 지속되면 간장 질환과 당뇨병을 의심해 보아야 하겠다. 이것이 깊어지기 전에 전문의의 진단을 받아야 한다.

　피로감이나 권태감 외에 건망증이 심해도 매사 의욕을 잃는데, 이것은 부신의 기능과 깊은 연관이 있다. 부신은 중심부의 수질과 주위의 피질로 나누어지는데, 서로 다른 작용을 하고 있다.

　수질에서는 아드레날린이란 호르몬이 분비되고 순발력을 작용시킨다. 피부에서 나오는 호르몬은 감염, 상해, 다양한 스트레스 등으로부터 신체를 보호해 준다. 또한 몸에 염분이 부족해지면 노곤해져 의욕까지 상실된다. 그리고 성호르몬이 있는데, 이것은 정력과 활력의 근원이다.

▲경혈급소 증상과 치료법

부신 호르몬의 분비를 독촉하는 지실의 경혈은 제2요추와 제3요추 사이(제2요추 극돌기 밑 언저리)에서 좌우에 4횡지(검지와 중지와 약지를 비롯해 새끼손가락을 모은 폭) 부분에 있다. 자극방법은 간접뜸이나 은립이 효과적이다. 정력증진의 경혈로 부부가 서로 지압해주는 것도 좋다.

목 굳은 것을 풀어주는 경혈

천주(天柱)의 경혈을 잡으면 효과가 있다.

경혈급소

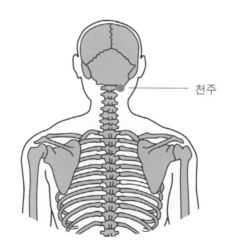

천주

중모근의 바깥 가장자리에서 두개골의 하단과 만나는 곳이다.

목의 굳기가 다른 병이 원인이 되는 경우가 많다. 예를 들면 3차 신경통, 후두 신경통, 눈의 피로, 고혈압, 저혈압, 타박상 등의 외상에 기인한 것이나, 내장질환이 생기면 목에 굳기가 나타난다. 목의 굳기는 다른 병이 원인이란 예도 많지만, 반대로 목의 굳기가 또다른 병의 원인이 될 수가 있기 때문에 주의해야 한다.

▲경혈급소 증상과 치료법

목 뒤편 중앙에 움푹 들어간 곳이 있고 양쪽 세로로 두 개의 근육이 있는데 이것을 증모근(曾帽筋)이라고 한다. 증모근의 외측 가장자리에서 두개골의 하단 언저리와 만나고 있는 곳에 목 응고의 비혈 즉 천주의 경혈이 있다. 손가락으로 눌리면 건강할 때는 약간 통증이 있으면서도 기분이 좋지만, 응고가 심할 땐 심한 통증을 느낀다. 이곳에 엄지를 대고 머리를 들어 올리는 것처럼 누르면 된다.

무릎통증을 풀어주는 경혈

곡천(曲泉)의 경혈을 잡으면 효과가 있다.

경혈급소

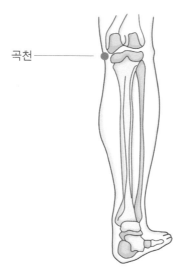

곡천 ————

슬과 횡문의 끝에 있다.

계단을 오르내리거나 정좌할 때 무릎을 굽힐 수가 없을 정도로 통증을 호소하는 경우가 많다. 보편적인 무릎통증은 연령이 높을 수록 심한데, 이것을 변형성 슬관절염이라고 한다. 특히 비만 여성에게 많이 나타나는데, 가중이나 외상에 의해 무릎관절이 생긴다. 근본적으론 관절마멸이 원인으로 심한 통증을 느낀다.

무릎은 40개의 인대로 구성되어 있는데, 이중에서 강하게 관절을 안정시키고 있는 것이 대퇴사두근(代腿四頭筋)이다. 이것은 무릎을 폈을 때 작용하는 근육이다. 이 근육은 나이가 들면서 병이나 외상 또는 운동부족으로 위축되고 근력까지 없어진다. 이것 또한 무릎통증의 요인이 된다.

집모침으로 경혈요법과 온암법, 마사지 등이 무릎통증에 효과가 좋다. 이 밖에 류머티즘성의 무릎관절통이 있는데 이것은 무릎주위가 부어오른다.

▲경혈급소 증상과 치료법

무릎을 구부리면 무릎 안쪽으로 주름이 생기는데, 그 주름 끝부분에 곡천이라는 경혈이 있다.

발의 붓기와 달아오르기를 풀어주는 경혈

용천(湧泉)의 경혈을 잡으면 효과가 있다.

경혈급소

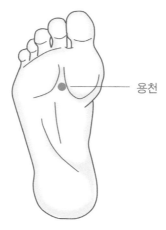

용천

발장심에 들어가기 전의 부분이다.

발이 부으면 중병을 의심해야 한다. 특히 오후가 되면 가슴이 뛰
거나 숨이 차면서 기침까지 동반되면 심장병으로 의심해야 한다.
신장병 역시 발이 붓지만 먼저 눈꺼풀 등 얼굴이 붓는다.

이것은 부신의 작용이나 각종의 조절기능 혹은 이뇨작용 등과
연관있는 경락에 활용해야 한다. 용천의 경혈자극은 건강유지와
증강에 뛰어난 효과가 있다. 또한 어린이는 가능한 한 맨발로 두
는 것이 좋다. 이것은 편평족을 방지하고 발바닥을 직접 자극한
다는 것이 건강상 좋기 때문이다.

▲경혈급소 증상과 치료법

용천의 경혈은 발바닥에 있다. 즉 발바닥을 오므리면 엄지발가락 밑에
군살이 있는 옆으로 커다란 주름이 산 모양으로 산재되는데, 그 정점이
용천의 경혈이다. 또한 둘째발가락과 셋째발가락 사이에서 장심 쪽으로
곧바로 내려온 선이 장심의 입구다.

밤에 우는 병과 간기를 고쳐주는 경혈

신주(身柱)의 경혈을 잡으면 효과가 있다.

경혈급소

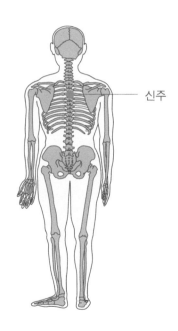

신주

등골의 제3흉추와 제4흉추 사이에 있다.

밤새도록 울거나, 잠을 자다가 갑자기 일어나는 병을 소아신경증이라고 한다. 어른을 빗대면 노이로제에 해당된다.

발병의 원인은 병이 잠복하고 있는 것 외에는 거의가 환경적인 요인으로 나타난다. 또한 끊임없는 소음이나 텔레비전 소리나 아이를 신경과민으로 만드는 것도 원인이 될 수 있다.

간기는 이와 같은 신경과민상태나 사소한 일에도 놀라거나 떼를 쓰면서 울어대는 것을 말하는데, 심하게 경련까지 나타날 수가 있다. 이때 산기의 뜸이 효과적이다. 긴급하면 집모침이나 이쑤시개로 부드럽게 자극을 주면 된다.

만약 체질적으로 간기가 세거나 신경과민 어린이라면 부드러운 브러시로 신체의 부드러운 곳, 즉 팔의 안쪽이나 가슴이나 배 등을 빠른 속도로 문질러주는 것을 반복해 주면 개선된다.

▲경혈급소 증상과 치료법

신주는 등골 제3흉추와 제4흉추사이(제3흉추 극돌기 밑의 선)에 위치한 경혈이며, 어린이의 경우 찾기 힘들기 때문에 목 밑에 있는 커다란 뼈의 돌기(제7경추돌기)부근에서 등골을 따라 살며시 손끝으로 눌러보면 된다. 이때 견갑골 3분의 1정도 높이에서 통증을 느껴 몸을 비트는 곳이 신주의 경혈이다. 신주와 명문의 경혈은 어린이병의 기본 조정점으로 전반적으로 효과가 좋다.

산기의 뜸은 어린이이기 때문에 간접뜸이나 은립을 붙이면 된다. 이때 집모침에 의한 자극도 좋다. 또한 이쑤시개의 둥근부분으로 가볍게 자극해주는 것도 효과적이다.

손의 피로 풀어주는 마사지

① 양쪽 손으로 상대방의 손을 잡는다. 엄지손가락이 손등에 오도록 하고, 손 전체를 힘을 주어 꼭꼭 주무른다. 손가락을 하나씩 잡고 비틀어준다.

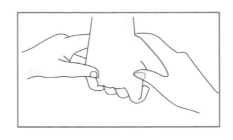

② 손바닥을 돌려 잡고 엄지손톱으로 손가락 끝에서부터 손목까지 꾹꾹 눌러준다.

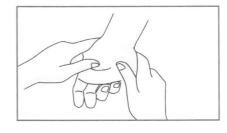

③ 손바닥 전체로 상대방의 손바닥을 문질러준다.

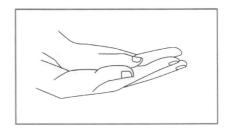

④ 상대방과 손가락을 끼고 손목을 움직인다.

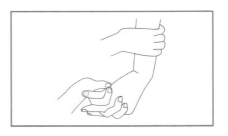

증상에 따라 누구나 쉽게 활용 할 수 있는 경혈 경락 지압법

변비를 고쳐주는 경혈

복결(腹結)의 경혈을 잡으면 효과가 있다.

경혈급소

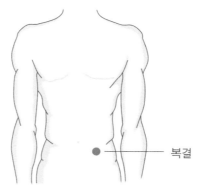

복결

배꼽에서 4횡지 옆으로 1횡지 내린 자리를 가운데 손가락으로 문지르듯이 지압한다.

신체의 건강비결은 잘 자고 잘 먹고 시원하게 배설하는 것이다. 대변을 3일 이상 보지 않았다면 변비라고 해도 과언이 아니다.

변을 보기 전이나 도중에 아랫배가 아프거나 간신히 보았지만 토끼 똥처럼 굳고 동글동글하면 상태가 좋지 않다. 이것이 심해지면 두통, 구토, 불면증까지 나타난다.

변비의 대부분을 상습성 변비라고 하는데, 이것은 식사, 습관, 환경 등으로 발생하는 기능적인 것이다. 이밖에 직장암이나 위장병이나 복부장기수술 후에 발생하는 것은 기질성 변비다. 또한 임신 중 변비가 생기는 것은 자궁이 커져서 장을 압박하기 때문이다

변비가 생기면 일시적인 치료를 생각하지 말고 시간을 두면서 경혈요법으로 퇴치하는 것이 좋다. 이외에 하루 1회는 반드시 화장실에 가는 습관을 들이고 섬유질이 많은 야채를 습취하도록 한다. 또 적당한 운동과 냉수, 염수, 우유 등을 마시는 것도 치료의 방법이다.

▲경혈급소 증상과 치료법

　배꼽에서 바로 옆 4횡지를 기억해 둔다. 이곳은 유두에서 곧바로 내려간 곳에 위치하게 된다. 여기서 바로 밑 1횡지 장소가 경혈인 복결이다. 또한 우측보다는 좌측이 효과가 더 있다. 검지, 중지, 약지 등을 세운 후 중지 안이 복결에 닿도록 해 문지르듯 지압하면 된다. 습관성 변비일 땐 왼쪽 복결에서 아래쪽 배꼽 밑을 지나 유두선상을 상행하고, 우측 복결에서 다시 상행해서 배꼽 위를 가로질러서 왼쪽 복결로 반복해야 한다. 이처럼 원을 그리듯 문지르면 치료가 된다.

불감증을 고쳐주는 경혈

차료의 경혈을 잡으면 효과가 있다.

경혈급소

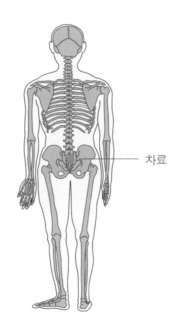

차료

제5흉추 아래의 조그만 돌기 정중앙선에 있다.

불감증은 성욕이 있지만 오르가즘을 느끼지 못하는 것이다. 물론 개인차이가 있기 때문에 완전한 불감증은 없다. 불감증 원인을 크게 두 가지로 나눌 수가 있다.

첫째 성기의 기능적 장애에서 오는 것과 또 하나는 심리적인 요소가 있다. 또한 사랑 없는 결혼이나 쌍방의 성적무지, 상대의 일방적인 성행위 등이 원인으로 나타날 수가 있다. 이밖에 생리통이나 빈뇨가 원인이 되어 골반내의 고여 있는 만성적인 더러운 피가 원인일 수도 있다.

따라서 차료의 경혈은 골반내의 혈액순환을 원활하게 하고 더러워진 피를 제거하는데 큰 효과가 있다. 이와 동시에 골반 내의 장기발육이나 기능을 높이고 호르몬분비까지 촉진시킨다.

▲경혈급소 증상과 치료법

허리 뒤 상단에서 등 정중앙선상 제5요추 밑에서 약간의 돌기를 찾는
다. 이 돌기의 1횡지(엄지손가락폭) 밑에서 좌우로 1횡지 옆 부분이 차료
의 경혈이다. 즉 선추(仙椎)에 따라 세로로 서 있는 4개의 구멍 중 둘째
를 말한다.

불면증을 고쳐주는 경혈

행간(行間)의 경혈을 잡으면 효과가 있다.

경혈급소

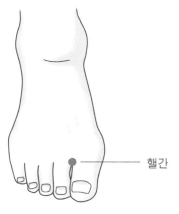

햏간

엄지발가락과 둘째발가락의 밑에 엄지발가락 쪽 뼈 있는 곳

현재 불면증으로 고생하는 사람들이 늘어나는 추세에 있다. 불면증에는 이런 패턴들이 있다. 즉 잠이 들어도 깨어나는 행위를 반복하거나 한시도 깊은 잠을 이루지 못하는 경우다.

현대의학으로도 수면에 대한 완전한 것을 밝혀내지 못하고 있는데, 수면에는 두 가지가 존재하고 있다. 첫째 뇌파에 수면특유의 여유 있는 파형이 나타나는 깊은 잠인데, 이때는 몸의 모든 작용까지 동시에 쉬고 있는 것이다. 둘째 수면 중 안구가 심하게 움직이는 렘수면이 있는데, 뇌파까지 각성 시와 같다. 이때 꿈을 꾸게 되며 깊은 잠과 렘수면이 한조가 되어 90분 간격으로 4회에서 4회 반복되는 것이 하룻밤의 수면이다.

또 다른 원인은 2차적인 것인데 뇌의 병, 자극성 식품, 약으로 대뇌의 흥분이 악화되어 있을 때, 통증, 가려움증, 설사나 빈뇨 등으로 잠을 이룰 수가 없다.

따라서 대부분의 불면증은 정신적인 것이 원인이기 때문에 마음을 진정시킴과 동시에 경혈요법을 병행하면 큰 효과를 거둘 수가 있다. 충분한 숙면은 장수의 비결이다.

▲경혈급소 증상과 치료법

엄지발가락과 둘째발가락 사이에 행간의 경혈이 있다. 즉 엄지발가락과 둘째 발가락이 붙은 곳에서 엄지발가락 쪽인 뼈 측면부분을 강하게 누르면 저리듯 한 통증이 나타나는 곳이다. 행간은 안정(眼精)피로에 있어서 최고의 경혈로 이곳에 은립을 붙이고 잠자리에 들기 전 부드럽게 마사지하면 쉽게 잠을 청할 수가 있다.

생리불순을 고쳐주는 경혈

혈해(血海)의 경혈을 잡으면 효과가 있다.

경혈급소

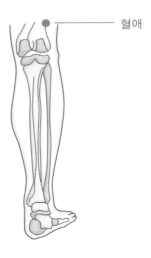

무릎관절의 3횡지분에 있다.

생리불순의 증상은 과다월경, 월경주기가 20일 이하로 짧아지는 빈발월경, 2~3개월에 한번이라는 휘발월경으로 나눈다. 월경불순의 원인은 호르몬의 분비나 리듬의 이상이다. 월경주기는 대뇌에 있는 시상하부에서 조절한다. 시상하부는 식욕, 수면, 체온과 수분조절, 성기능의 중추가 있는 곳이기 때문에 무리한 감식, 수면부족 등으로 인해 생리불순을 초래할 수가 있다. 또한 정신적인 불안이나 정서의 불안정에도 영향을 받는다.

혈해의 경혈은 출혈을 멈추게 하거나 양을 조절하는데 효과적이다. 이곳은 호르몬의 분비나 리듬조절 및 골반 내의 혈액순환을 원활하게 해준다.

▲경혈급소 증상과 치료법

무릎 뼈 안쪽 위 끝을 찾아낸다. 무릎을 굽히지 않고 다리를 똑바로 뻗었을 때 찾아내기가 더 쉽다. 이곳에서 곧바로 위에 3횡지(검지, 중지, 약지를 모은 폭)에 혈해의 경혈이 있다. 이곳과 대칭점이 양구(梁丘)의 경혈이다. 이곳에 간접뜸이 효과적이며, 엄지로 배를 누르면 된다.

생리통을 없애주는 경혈

삼음교(三陰交)의 경혈을 잡으면 효과가 있다.

경혈급소

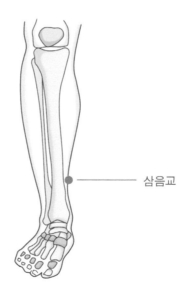

삼음교

발목위 4횡지분에 있고 호르몬의 분비를 조절한다.

생리통은 월경불순인데 월경의 출혈이 시작될 때나 그 전부터 통증이 나타나는 증상이다. 원인에 따라 1차성과 2차성으로 나눈다. 1차성 월경곤란은 자궁과 난소 등의 생식기에서 병의 변화를 볼 수 없다. 즉 호르몬에 의해 자궁이 수축하는 리듬에 변화를 일으켜 통증이 나타나는 것이다. 통증은 출혈이 많아지면서 완화된다. 2차성 월경곤란은 자궁발육부전증, 자궁근종, 강도, 전굴 또는 후굴, 자궁내막염이나 기타 골반내장기의 염증이나 유착이 원인이 되어 통증이 나타난다. 이것은 중년여성에게 많고 통증도 좌우 어느 쪽의 하복부 병소굴이 있는 쪽에 기우는 경향이 강하다. 만약 염증성이라면 서둘러 고쳐야 한다.

삼음교의 경혈자극은 생식기의 기능을 높이고 호르몬의 균형을 조절하는데 좋다.

▲경혈급소 증상과 치료법

발목 안 복사뼈에서 곧바로 위로 4횡지의 정강이뼈 뒤쪽 언저리가 삼음교의 경혈인데, 누르면 짜릿한 느낌이 온다. 삼음교는 비경, 신경, 간경이라는 하지내측을 지나는 세 개의 중요한 경락이 한 곳에서 만나는 것이다. 세 개의 경락은 생식기나 생식기능과 호르몬분비에 깊은 관련이 있고, 또한 혈액순환이나 영양보급을 비롯해 정신과 신경활동에도 관련이 있다. 자극방법은 뜸, 집모침, 지압 등이며 은립을 붙이는 것도 좋다.

설사를 멈추게 하는 경혈

양구(梁丘)의 경혈을 잡으면 효과가 있다.

경혈급소

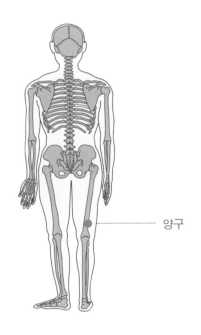

양구

슬개골의 바깥쪽 상단에서 위로 3횡지 되는 곳

107

설사는 만성과 급성으로 나눌 수 있다. 급성은 살모넬라균 등 세균에 의해 식중독이나 이질이나 콜레라 등과 같은 전염병의 감염으로 생긴다. 증상으로는 발열, 구토, 복통이 심하며 생명까지 위협받을 수 있기 때문에 초기에 치료해야 한다.

만성은 위하수나 위의 수술 후에 나타나는 설사, 식물 알레르기에 의한 설사, 스트레스에 의한 신경성의 설사 등이다. 이것은 경혈요법으로 치료가 된다.

또한 회사원들에게서 흔히 나타나는 과민성 대장증후군이 있다. 이것은 정확한 원인이 없고 설사와 변비가 교대로 반복해서 생기는 것이다.

경혈요법은 장의 작용을 조정하는 자율신경을 자극하기 때문에 설사뿐만 아니라 변비에도 좋다. 또한 설사에 의한 탈수증상 때문에 보리차 등 수분의 보급도 병행해야 한다.

▲경혈급소 증상과 치료법

슬개골 바깥쪽 상단에서 위로 3횡지(검지, 중지, 약지를 모은 폭)의 부분이 양구의 경혈이다. 무릎을 폈을 때 무릎바깥 쪽에 홈이 생기는데, 이 홈을 위에서 쓰다듬어 홈이 끝나는 곳이기도 하다. 이곳을 손가락으로 살며시 긴 시간을 누르고 있으면 된다.

소화불량과 구토에 좋은 경혈

상구(商丘)의 경혈을 잡으면 효과가 있다.

경혈급소

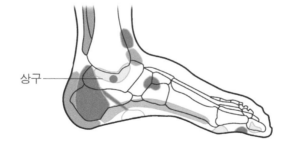

안쪽 복사뼈의 앞 밑 가장자리의 들어간 곳

소화불량은 위장의 작용이 원활하지 않을 때 나타난다. 즉 선천적으로 위장 근육의 작용이나 위액 등 분비물이 불충분하거나, 정신적인 스트레스가 자율신경에 영향을 주어 위장작용이나 위액분비에 지장을 초래하면 소화불량이 되는 것이다.

▲경혈급소 증상과 치료법

발 안쪽 복사뼈 앞 밑 가장자리의 들어간 곳을 눌러 통증이 있으면 그곳이 바로 상구의 경혈이다. 자극방법은 담배 뜸이 적합하며, 뜨거우면 떼는 방식으로 반복하면 된다.

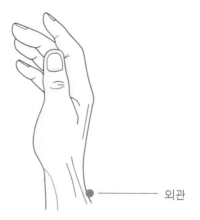

손이나 손가락 마비를 풀어주는 경혈

외관(外關)의 경혈을 잡으면 효과가 있다.

경혈급소

외관

손목에서 3횡지 검지를 이용하여 자극을 주거나 침을 놓는다

손가락이 저리고 엄지를 제대로 움직일 수가 없으며 손목까지 펴지지 않고 팔꿈치가 굽어지지 경우가 있다. 또한 손이 굳어져서 움직일 수가 없으며 손이 차고 창백해지는 증상은 여러 가지 원인이 있다.

또한 혈관폐색에 따라 손발이 괴달(썩는 것)되는 바자병, 원인이 확실하지 않은 레이노병, 쇄암기나 체인소 등 기계의 작은 진동으로 생기는 백랍병 등은 모두 손의 마비를 수반하는 것이다. 이런 질병은 전문가의 치료가 필요하다. 특히 이런 질병엔 흡연이 병을 더욱 악화시킨다.

손가락이 마비되는 원인은 목뼈(경추)의 변형이나 이상으로 팔과 손가락 신경을 압박하기 때문이다. 엄지의 마비는 경추 5~6번 이상, 6~7번은 검지와 중지, 7번과 제1흉추의 이상은 약지와 새끼손가락에 마비가 나타난다. 또한 가슴근육이 굳어져 혈액순환이 나빠졌거나 빈혈로도 마비가 올 수 있다.

이럴 경우엔 외관경혈을 자극해 혈액순환을 원활하게 하여 마비된 상태를 빨리 제거하는 것이 좋다. 마비가 심하면 10개의 손가락을 뾰족한 것으로 찌르면 효과가 있다.

▲경혈급소 증상과 치료법

팔 등 쪽(손등을 위로 했을 때)에서 손목까지 3횡지(검지와 중지와 약지를 모은 폭)의 가운데 외관에 경혈이 있다. 이 외관경혈의 대칭점(바로 안쪽)이 가슴통증에 효과가 있는 내관경혈이며, 여기는 외관과 마찬가지로 손의 마비에도 효과적이다.

침 치료에서는 외관에서 내관에 침을 놓는 치료법이 사용된다. 이때 집모침이나 지압도 효과적이다.

114

▶ 손은 청결히하고 손톱은 미리 깎아둔다.

▶ 얼굴이나 머리는 수건을 대고 그 위에서 지압한다.

▶ 지압 중에는 필요 없는 말은 하지 않는 게 좋다.

▶ 힘에만 의지하지 말고 누를 때 몸 전체로 누르도록 한다.

▶ 부은 곳은 지압하지 말 것(가벼운 장압은 상관없다).

▶ 뼈 위는 머리, 선골 위를 제외하고는 직접 누르지 않도록 한다.

▶ 또한 등뼈나 늑골 위도 직접 지압하지 않도록 한다.

▶ 지압은 식후 1시간에 할 것.

▶ 급성 병이나 전염병 있으면 지압하지 말아야 한다..

숙취를 풀어주는 경혈

풍지(風池)의 경혈을 잡으면 효과가 있다.

경혈급소

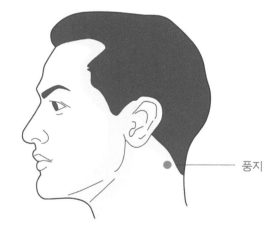

풍지

풍지는 숙취에 효과가 좋다

숙취는 미세한 진동이나 사람의 목소리에도 머리가 지끈지끈 아픈 증상이다. 원인은 과음인데 숙취를 일으키지 않는 적당량을 알고 마셔야 한다. 서양인은 동양인에 비해 일반적으로 산소가 많아 술에 강하다. 숙취를 해소하기 위해서는 혈액순환을 원활하게 해주면 된다.

▲경혈급소 증상과 치료법

풍지의 경혈을 찾기 위해서는 두 가지를 기준으로 해야 한다. 첫째 귀와 볼이 붙은 바로 뒤쪽에 V자형으로 볼록하게 나온 뼈가 있는데 그 끝이 기준이 된다. 둘째 목 바로 뒤에서 머리를 지탱하고 있는 커다란 두 개의 근육이 있는데, 바깥 끝에서 두개골(후두골)의 밑쪽에 해당되는 곳(목의 굳기 등에 잘 듣는 천주의 경혈)을 기준으로 삼는다.

풍지의 경혈은 이 두 개의 점 중간에서 머리카락이 난 곳(후두골의 밑)의 들어간 곳이다. 이곳을 누르면 눈의 피로에도 좋다. 자극방법은 양손의 손가락을 껴서 후두부에 돌리고 엄지로 좌우 양쪽의 경혈을 똑같이 누르면 효가 있다.

117

식욕부진을 없애주는 경혈

천추(川樞)의 경혈을 잡으면 효과가 있다.

경혈급소

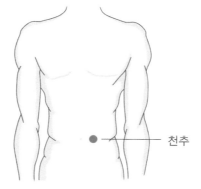

천추

배꼽 좌우에 3횡지 부근에 있다.

식욕부진이 나타나면 어떠한 질병을 의심해보는 것도 좋다. 하지만 피로가 쌓여도 식욕이 없을 때가 있다. 즉 식욕은 뇌의 작용과 밀접한 관계가 있고 정신적인 긴장이나 동요와도 깊은 관련이 있다. 따라서 식욕을 증진시키기 위해서 경혈요법이 필요하다. 특히 성장기의 영양실조 현상은 뇌 등에 중대한 장애를 남기기 때문에 조심해야 한다.

▲경혈급소 증상과 치료법

배꼽 바로 옆 2횡지(검지와 중지를 모은 폭)에서 배꼽을 축으로 양쪽에 있는 것이 천추의 경혈이다. 지압이 효과적인데 복부이기 때문에 손가락을 세워서 너무 강하게 누르지 말아야 한다. 즉 손가락을 모아 손가락 안쪽으로 잠깐 문지르듯 서서히 누르면 된다. 또한 집모침에 의한 자극도 좋다. 이 천추의 경혈은 식욕증진 외에 소화불량이나 변비, 설사에도 효과가 있다.

야뇨증과 빈뇨를 없애주는 경혈

중극(中極)의 경혈을 잡으면 효과가 있다.

경혈급소

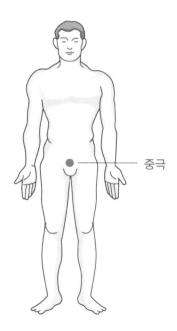

중극

　4~5살 때 자면서 오줌을 싸는 것은 신장, 방광, 요도 등의 감염이나 기능장애로 나타나지만 심리적인 것이 대부분이다. 따라서 오줌을 쌌다고 너무 나무라면 야뇨증이 생기는 것이다.

　오줌은 방광에 오줌이 일정량 고였을 때 배출하는 것이다. 따라서 밤 10시나 11시경 아이를 깨워서 정신이 든 다음 자기 스스로 배뇨습관 가지게 하는 것이 중요하다.

　야뇨증엔 중극의 경혈을 눌러도 야뇨증을 고치게 된다. 또한 밤에 빈번히 화장실에 가는 빈뇨증에도 중극의 경혈 외에도 차교(次膠)의 경혈을 자극하면 효과를 볼 수 있다.

▲경혈급소 증상과 치료법

　중극(中極)의 경혈은 치골결합부(恥骨結合剖)와 배꼽을 잇는 정중앙 선상의 치골결합부에서 횡지(엄지의 폭)의 폭에 있다. 지압 외에도 집모침에 의한 자극도 효과가 있다.

어깨굳기를 풀어주는 경혈

견정(肩井)의 경혈을 잡으면 효과가 있다.

경혈급소

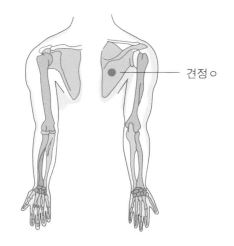

견정 ○

어깨굳기는 고혈압이나 심장병 등 순환기계에 질병이 있는 사람에게 나타난다. 또한 위장상태가 나쁜 사람도 마찬가지다. 이밖에 장시간 동일안 자세로 있거나 심한 운동 뒤에도 생기는데 이것은 혈액순환이 원활하지 못하기 때문이다. 또한 키펀처들에게 많이 나타나는 경견완증후군(經肩脘症候群)에도 경혈요법이 좋다.

자신은 느끼지 못하지만 걷는 자세가 나빠 어깨가 굳는 사람이 많다. 이럴 경우엔 몸을 약간 뒤로 펴고 등근육을 펴서 걸어야 한다. 더구나 어깨굳기가 풀리면 변비까지 없어지고 눈과 코가 좋아진다.

▲경혈급소 증상과 치료법

팔을 옆으로 벌려서 수평으로 뻗으면 어깨와 팔의 접합부에 보조개 모양이 두 개가 생긴다. 이곳을 견봉단이라 하며 그 앞쪽에 들어간 곳과 내렸을 때 눈에 띄는 목 바로 뒤편 돌기부, 제7경추의 극돌기 하단을 잇는 선상의 한가운데가 견정의 경혈이다. 자극방법을 바꾸거나 혹은 방향을 바꾸어서 제일 강하게 느끼는 곳을 찾으면 된다.

얼굴통증을 풀어주는 경혈

하관(下關)의 경혈을 잡으면 효과가 있다.

경혈급소

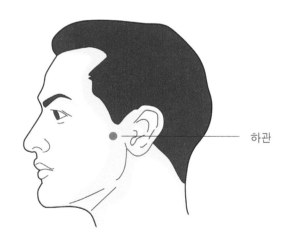

하관

입을 가볍게 열었을 때의 들어간 곳이다.

124

안면의 지각을 담당하고 있는 곳이 3차신경이다. 3차신경통은 3차 신경에 염증이 나타난 것으로 수술 후엔 신경협착이 생길 가능성도 있다. 통증은 반드시 얼굴 한쪽 신경지배영역에만 나타날 수 있거나, 돌발적으로 심한 통증이 나타날 수가 있다.

이밖에 종상이나 감염, 혈류장애 등으로 나타나는 속발성의 3차 신경통도 있는데, 전문의의 진단을 받아보는 것이 좋다. 넓은 범위로 얼굴통증과 마비를 비정형의 안면통이라고 하는데, 혈액순환이나 자율신경의 이상에서 나타난다.

피곤하거나 흥분을 가라앉히거나 눈이나 입 주위에 가벼운 경련이 일어나거나 할 때, 하관을 자극해주 효과가 높다.

▲경혈급소 증상과 치료법

귀의 한 치 정도 앞이나, 입을 약간 벌렸을 때 경첩처럼 되어 있는 곳에 약간 들어간 모양이 생긴다. 이곳을 눌리면 통증이 오는데, 여기가 하관이다. 3차신경은 협골(頰骨) 속의 깊은 곳에 하관의 위치에 해당하는 곳 약간 위에서 제1지가 하관에서 제2지와 제3지가 안전면을 향해 방사선으로 나와 있다.

자극방법은 집모침이 가장 적당하다. 또한 눈썹 한가운데의 안와상신경(眼窩上神經), 안와 밑 가장자리 중앙에서 밑으로 0.5cm정도에 있는 안와신경을 밑에서 들어 올리는 것처럼 자극하면 된다. 진성 3차신경통은 안면에 직접 자극보다 합곡(合谷), 중저(中渚), 양릉천(陽陵泉) 등의 수족말소에 있는 경혈을 자극해야 한다.

여드름과 부스럼을 없애주는 경혈

관원(關元)의 경혈을 잡으면 효과가 있다.

경혈급소

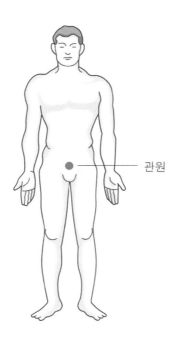

관원

취골결합에서 손바닥을 대고 한쪽 손을 겹쳐서 누른다.

　　여드름은 사춘기 때 성호르몬이 증가해 털구멍에 지방이나 분비물 등이 막혀 세균 감염으로 되어 생기는 것이다. 하지만 부스럼은 연령에 상관없이 소화기작용에 이상이 생겨 변비증상과 함께 생기는 것이다.

　　여드름 치료는 얼굴을 청결하게 하는 것이 우선이지만, 내분비계통의 기능을 정상화키면 된다. 이때 경혈요법을 활용하면 좋은 효과를 얻을 수가 있다. 부스럼도 소장의 작용을 원활하게 하는 관원, 호르몬분비에 관여하는 지실과 합곡 등을 동시에 자극하면 효과적이다.

▲경혈급소 증상과 치료법

경혈 관원은 소장경의 모혈이라고 해 소장의 이상한 기능, 즉 사기라고 하는데 이것이 나타나는 곳을 말한다. 이곳을 자극하면 사기를 제거할 수가 있다. 관원은 배꼽과 치모가 돋아난 가장자리에 해당하는 치골결합부를 잇는 선상(아랫배의 정중앙선상)에 있다. 이것과 연결된 선을 5등분한 밑에서 두 번째가 관원의 경혈인데, 배꼽에서 보면 밑으로 세 치 정도에 위치하고 있다. 복부이기 때문에 강하게 누르거나 손가락을 세운다는 것은 좋지 않다. 즉 손바닥을 복부에 대고 다른 손을 겹쳐서 누르는 방법이 이상적이다.

50견과 어깨마비증상을 풀어주는 경혈

천종(天宗)의 경혈을 잡으면 효과가 있다.

경혈급소

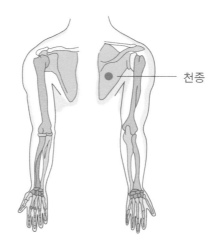

천종

무심코 어깨나 팔을 움직였을 때 '뚝' 소리가 나면서 통증과 함께 팔을 앞뒤로 혹은 돌릴 수 없는 상태를 50견이라고 한다.

50견에는 두 종류가 있다. 첫 번째 강한 통증을 수반하는 견관절 주위염과 근육이나 건, 신경 등의 연한 조직에 염증이나 유착에 의해 생기는 것이 있다. 두 번째 관절에 석회질이 침착되거나 변형이 생겨 어깨가 움직이지 않는데, 이것은 통증이 없다.

이에 따라 경혈요법은 첫 번째 경우에 매우 효과적이다. 이때 어깨를 움직이는 훈련을 동시에 실시해야만 한다. 이밖에 온습포 등 온열치료도 효과가 좋다.

▲경혈급소 증상과 치료법

등 좌우에 견갑골인 삼각형 모양의 굵직한 뼈가 있는데, 이것은 가슴을 펴거나 어깨를 들어 올릴 때 크게 튀어나온다. 삼각형의 바로중심에 뼈가 얇아져서 들어간 곳이 있는데, 이곳이 천종의 경혈이며 누를 때 반응이 나타난다. 천종의 경혈에는 견갑상 신경 한쪽 끝에 와 있고 여기에 자극을 가해 통증을 멈추게 하고 혈액순환을 좋게 한다. 경혈요법과 동시에 가벼운 운동과 마사지가 좋다. 이때 중요한 것은 통증이 있는 어깨를 따뜻하게 해주는 것이다.

이명을 풀어주는 경혈

이문(耳門)의 경혈을 잡으면 효과가 있다.

경혈급소

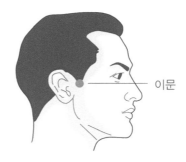

이문

이주(耳珠: 귀의 바로 앞에 있는 돌기) 상단 앞에 맥박을 느낄 수 있는 곳이다.

소리가 없는데도 귀속에 소리가 들리는 증상을 이명이라고 한다. 이명은 귀 자체에 장애가 있을 때, 즉 중이염이나 이관협착 등으로 나타나고 메니엘병, 고혈압, 당뇨병 등으로도 나타난다. 이명이 만성화가 되면 고치기 힘들다.

경혈요법은 귀 자체 병이나 다른 질환으로 나타나는 이명은 치료가 힘들지만, 혈행 불순이나 심신피로에서 나타나는 이명은 치료가 가능하다. 더구나 노인성 난청 등은 초기에 발견하면 경혈요법으로 악화됨을 억제할 수 있다.

또한 지정된 특정질환에 돌발성 난청이 있는데, 이것은 발병 시부터 2주일 이내에 치료하지 않으면 후유증으로서 이명이나 난청이 남게 된다.

▲경혈급소 증상과 치료법

귀 바로 앞에 있는 자그마한 돌기를 이주라고 하는데, 이문의 경혈은 손가락에 힘을 뺀 상태로 가볍게 대고 있으면 맥동을 느낄 수가 있다. 이곳은 귓병을 치료하는 경혈이 모여 있으며, 한복판 앞이 청궁, 하단 앞이 청회인데, 이곳은 이명 외에 모든 귓병, 얼굴 신경통, 현기증에도 효과를 좋다. 자극방법은 손가락으로 마사지하거나, 집모침과 은립으로 자극하면 된다.

임포텐츠를 없애주는 경혈

대혁(大赫)의 경혈을 잡으면 효과가 있다.

경혈급소

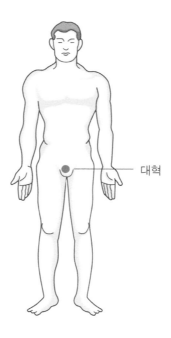

대혁

남성호르몬에 영향을 주어 발기불능에 효과가 있다.

임포텐츠는 페니스의 발기불능으로 성교를 못하는 증상이다. 단 정자가 나오지 않는 생식불능과는 전혀 관계가 없다.

원인은 외상이나 감염에 의한 기질적인 것과 알코올이나 약물의 중독, 당뇨병 등으로 인해 신경이나 호르몬에 이상을 초래하는 것 등이다. 이럴 경우에는 경혈요법이 소용없다.

그러나 심리적인 원인, 즉 회사나 가정의 걱정거리나 스트레스로 인한 정력 감퇴나 발기불능 및 성교불능일 때는 경혈요법이 효과적이다. 따라서 전문의에게 카운슬링 하는 것이 매우 중요하다.

▲경혈급소 증상과 치료법

치골결합부와 배꼽을 잇는 정중앙선상의 치골결합부에서 1횡지(엄지폭) 위쪽에 위치를 정한다. 이곳에서 좌우에 약지로 1횡지 옆이 대혁의 경혈이다. 대혁은 음부에 피가 충분한 경혈인데 이곳을 자극하면 고환에 영향을 주어 남성호르몬이나 정액을 만드는데 효과가 있다. 자극방법은 복부이기 때문에 강하게 누르지 말고, 또한 지압이나 뜸으로 효과가 좋다.

137

잠을 잘못 잤을 때 풀어주는 경혈

후계(後谿)의 경혈을 잡으면 효과가 있다.

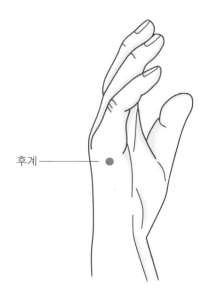

후계

목을 천천히 돌리면서 세게 누른다.

아침에 일어났을 때 목이 아파 잘 돌아가지 않거나, 뒷머리부터 어깨까지 심한 통증을 느끼는 경우가 있을 것이다. 이것은 부자연스런 자세로 잠을 잤기 때문에 생긴 것이다. 이것을 낙침이라고 한다.

낙침은 목 줄기 양쪽 위에 있는 중모근 혹은 귀 뒤에서 쇄골 속을 지나는 흉진유돌근(胸鎭乳突筋)이란 근육이 갑자기 수축되어 혈액순환이 제약을 받아 일어나는 현상이다. 이럴 경우엔 더운 물수건으로 목 줄기를 덥게 하면서 경혈치료를 해주면 금방 괜찮다.

▲경혈급소 증상과 치료법

손가락을 구부려 주먹을 쥐면 손등 엄지손가락을 제외한 개개의 손가락이 붙은 곳에 둥근 뼈의 돌기(손가락관절)가 생긴다. 낙침혈은 검지와 중지가 붙은 곳에 생기는 뼈의 돌기 사이에서 약간 손목 쪽에 내려간 곳에 있다. 이곳을 누르면 통증이 심한데, 여기를 자극할 땐 목을 움직이면서 해야 한다.

종기를 없애주는 경혈

합곡(合谷)의 경혈을 잡으면 효과가 있다.

경혈급소

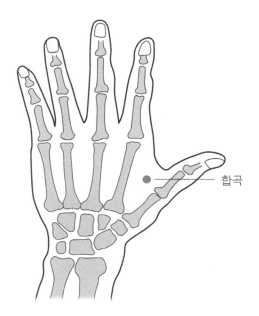

엄지와 검지의 V자형 밑 부분

합곡

뜸을 무조건 뜨겁게 한다고 좋은 것이 아니다. 보편적으로 60℃ 이상이 되면 뜸의 효과가 없어진다. 또한 여러 번 뜸을 뜨는 다장뜸에도 다음과 같은 기준이 필요하다. 즉 뜸은 처음에는 뜨겁지만 여러 번 반복하면 뜨거움을 느끼지 못한다. 한마디로 뜸을 뜰 때 쏘는 것 같은 아픔과 따가움이 동반되는 것이 가장 효과적이다.

종기는 털구멍에 화농균이 침입해 생기는 것인데 통증까지 수반된다. 작은 규모의 종기를 절(부스럼), 큰 규모의 종기를 옹(등창), 얼굴에 생기는 부스럼을 면종이라고 한다. 종기는 생기면 빨갛게 붓고 중앙엔 노란 농점이 있으며, 누르면 아프고 심할 땐 쑤시기까지 한다.

면종에는 합곡의 뜸이 최고인데 이것만으로도 빨리 낫게 할 수 있다. 그러나 심할 땐 항생물질에 의한 치료도 좋겠지만 심한 통증이 수반되면 합곡에 뜸을 뜨면 즉시 멈춘다. 이밖에 어린아이의 습진에도 효과적이다. 이때 주의할 것은 어린이는 피부가 약하기 때문에 뜸 자국이 남지 않는 간접 뜸이 좋다.

▲경혈급소 증상과 치료법

손등 엄지와 검지 가운데 뼈가 붙은 곳, 즉 V모양의 계곡으로 되어 있는 곳의 검지 쪽에 합곡의 경혈이 있다. 이곳을 누르면 저릴 정도로 통증이 있다. 이곳에 연장(年壯)이라고 하여 나이 수만큼 뜸을 뜨면 해결된다.

저혈압과 빈혈을 고쳐주는 경혈

심유(心兪)의 경혈을 잡으면 효과가 있다.

경혈급소

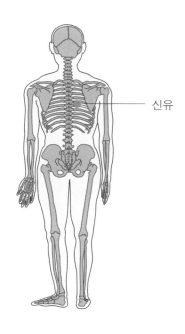

신유

제5흉추의 극돌기옆에 있다.

저혈압은 불면증에 시달리면서 의욕까지 상실된다. 이밖에도 쉽게 피로하고, 싫증, 두통, 머리가 무겁고, 식욕부진, 변비, 냉증, 생리불순 등의 증상에도 시달린다.

빈혈은 혈액 속의 적혈구와 헤모글로빈이 부족해 산소공급이 원활하지 않아 나타나는 것이다. 따라서 저혈압과 빈혈은 각각 다른 질환이다.

빈혈로 쓰러지면 먼저 발을 높게 머리를 낮게 한 후 발쪽을 손으로 주물러 혈행을 원활하게 해준다.

심유의 경혈은 저혈압과 빈혈 양쪽 모두 도움이 된다. 또한 고혈압도 마찬가지인데 아침에 일어나 중지, 약지, 새끼손가락을 동시에 마사지 해주면 효과적이다.

144

▲경혈급소 증상과 치료법

목을 앞으로 끝까지 숙였을 때 뒷목에서 튀어나온 목 뒤쪽의 큰 뼈를 제7경추의 극돌기라 한다. 하지만 이곳에서는 아래쪽 12개 흉추로 이어져 있다.제5흉추 극돌기 밑 언저리에서 좌우로 2횡지(검지와 중지를 모은 폭) 부분이 심유의 경혈이다. 이곳은 저혈압, 빈혈 외에 심장병에도 효과가 있다.

정력강화을 시켜주는 경혈

기해(氣海)의 경혈을 잡으면 효과가 있다.

경혈급소

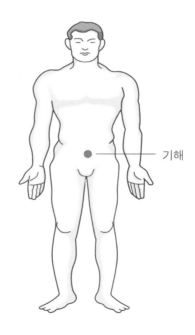

기해

치골결합부와 배꼽을 잇는 정중앙선 상에 있다

146

정력의 '정' 자는 쌀과 푸른 것, 즉 야채를 균형 있게 섭취함으로써 활력이 솟는다는 것이다. 건강하면 의욕은 자연적으로 생기는 것이다. 그러나 정신적인 늙음은 더더욱 정력을 감퇴시킬 뿐이다. 더구나 정(精)은 성(性)에도 통하기 때문에 정력증진은 성 능력을 높이는 것과 마찬가지다. 이곳을 자극함으로써 에너지가 기력에 충만해짐과 동시에 장의 소화와 흡수에도 효과적이다.

▲경혈급소 증상과 치료법

기력을 강화시키는 기해(氣海) 경혈은 배꼽과 치골결합부를 잇는 정중앙선상, 배꼽에서 밑으로 3㎝ 지점에 있다. 배 위이기 때문에 손톱을 세우는 것처럼 강한 지압을 피하고, 손가락으로 배를 가볍게 누를 정도면 된다. 이밖에 간접뜸(온구), 집모침으로 자극하거나, 은립을 붙여주는 것도 좋다.

좌골신경통을 풀어주는 경혈

위중(委中)의 경혈을 잡으면 효과가 있다.

경혈급소

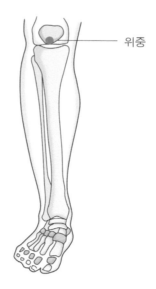

위중

좌골신경통 원인의 90%가 좌골신경의 기기적인 압박으로 나타난다. 허리부와 허리사이에 있는 신경근이 압박되면 증상이 심하게 된다. 이럴 때 재치기나 기침, 배변할 때의 힘으로도 심한 통증이 나타난다. 또한 하지가 저려오거나 지각의 이상이 생길 수도 있다. 이밖에 외상, 중독, 감염, 당뇨병 등이 염증의 원인이 될 수가 있다.

좌골신경은 두 개의 허리신경과 세 개의 선골신경으로 되어 있다. 인간의 신경 중에서 가장 굵고 긴 것으로 허리에서 넓적다리의 뒤를 거쳐 아래로 내려가 피부나 근육 및 관절에 가지를 뻗쳐 지배하고 있다. 이처럼 길고 크기 때문에 압박이나 외상 등의 장애를 받기 쉽다. 극히 드물지만 암등의 악성종양으로 신경의 압박이 원인일 때도 있기 때문에 정밀검사가 필요하다.

▲경혈급소 증상과 치료법

무릎을 굽혔을 때 무릎 안쪽에 생기는 가장 큰 가로주름을 슬와횡문(膝窩橫紋)이라고 한다. 이 주름 중앙, 누르면 통증을 느끼는 곳이 위중의 경혈이다. 손가락으로 누를 땐 무릎을 들어 올리는 것처럼 누르면 된다. 구부리는 곳이기 때문에 뜸은 금물이다. 또한 라세규테스트를 할 때 당기는 부분은 좌골신경의 주행에 따라 집모침으로 자극하거나 은립을 붙이면 된다.

* 라세규테스트의 방법

양팔을 곧바로 뻗고 반듯이 눕는다. 한쪽 다리의 무릎이 굽지 않도록 검사자는 한 손으로 천천히 들어 올린다. 정상인은 90° 까지 올라가고 좌골신경통이면 대퇴부 뒤쪽이 당겨 통증 때문에 어느 정도밖에 올릴 수가 없다. 즉 30° 이하로 올라가지 않으면 좌골신경통인 것이다.

차멀미를 없애주는 경혈

내정(內庭)의 경혈을 잡으면 효과가 있다.

경혈급소

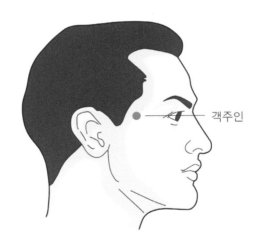

객주인

눈초리와 수평인 오목한 곳을 눌렀을 때 아픈곳이다.

증상에 따라 누구나 쉽게 할수 있는 경혈 경락 지압법

　차멀미는 귀속에서 평형감각을 바로잡아주는 미로와 깊은 관계가 있다. 예를 들어 머리를 심하게 흔들면 그 가속도의 변화가 미로의 평형감각을 혼란시키고, 뇌에 있는 구토의 중추를 자극해 구토를 유발한다. 안색이 창백해지는 것은 혈압이 내려가 맥박이 약해졌기 때문이다. 이밖에 컨디션이 나쁠 때, 위가 나쁘거나 수면부족일 때는 멀미가 쉽게 나타난다.

　멀미처치방법은 옆으로 편하게 누워 머리의 흔들림을 자제하고 눈을 감고 마음을 진정시키면 된다. 만약 토한다면 상구(商丘)의 경혈을 첨가해 자극하면 효과가 있다.

▲경혈급소 증상과 치료법

둘째와 셋째발가락 밑 부분의 둘째발가락 뼈를 눌러 짜릿한 통증이 나타나면 바로 그곳이 내정이다. 멀미를 예방하기 위해 차나 배에 오르기 전에 내정의 경혈에 은립을 붙이면 효과가 있다. 또한 멀미를 느낄 때 담배뜸d,로도 해결된다.

쥐가 났을 때 하는 경혈

양릉천(陽陵泉)의 경혈을 잡으면 효과가 있다.

경혈급소

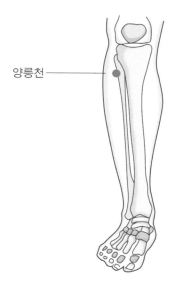

양릉천

갑자기 쥐가 났을 때 세게 누른다.

154

쥐가 나는 원인은 피로인데, 오래 앉아 있다가 일어서려고 할 때 종아리뿐만이 아니라 넓적다리 뒤쪽이나 발바닥 등에 나타난다. 이럴 경우엔 양릉천의 경혈을 강하게 눌러주면 된다. 만약 통증이 심하고 발을 움직일 수 없을 때는 반대쪽 발의 양릉천을 강하게 자극하면 멈춘다. 또한 타인으로 하여금 엄지발가락을 천천히 돌리도록 해도 된다.

▲경혈급소 증상과 치료법

족소양담경에 속하는 혈로 무릎 바깥쪽의 약간 아래 부위에 있다.

천식을 없애주는 경혈

중부(中府)의 경혈을 잡으면 효과가 있다.

경혈급소

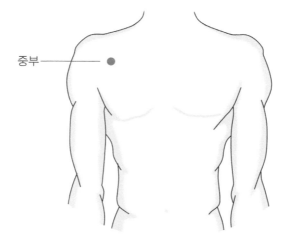

중부

천식의 종류는 기관지천식, 심장성 천식, 뇌성천식 등이 있는데, 모두 발병 원인이 다르다.

보편적인 천식과 기관지천식은 알레르기성이 많은데, 그 원인은 다음과 같다. 첫째 공기 속의 먼지, 곰팡이, 꽃가루 등이 호흡기 점막을 자극하는 경우, 둘째 계란, 우유, 생선 등 특정한 식품의 단백질이 알레르기의 원인이 되는 경우다. 후자는 체질과 화합하지 못해 폐의 부교감신경을 긴장시켜서 나타난다. 또한 기후의 변화나 정서불안 등도 마찬가지다. 하지만 안타깝게도 천식발작 예방법이나 치료법은 현재로 없다.

경혈요법은 중부경혈에 뜸이나 마사지를 지속적으로 해주는 것이 최상의 방법이다. 천식발작이 일어났을 때도 마찬가지다.

▲경혈급소 증상과 치료법

쇄골 밑의 뼈를 따라 어깨 쪽으로 내려가면 어깨의 관절에 닿기 전 쇄골바깥 끝 아래에 패인 곳이 운문(雲門)이란 경혈이다. 중부의 경혈은 이 운문 아래쪽 1횡지 되는 곳에 있다. 즉 고개를 숙였을 때 목 뒤에 둥그런 뼈가 나오는데 이것이 제7경추의 극돌기이다. 경추(목뼈) 바로 밑에서부터는 움직이지 않는 뼈를 흉추라고 한다. 제일 뒤를 제1흉추라 하며 이것과 제7경추 사이의 중앙에 대추(大椎)라는 경혈이 있고, 그 좌우 뼈들이 천식치료의 경혈인 것이다. 이곳에 뜸을 떴을 때 처음엔 상태가 심하게 나타나는데, 이것은 일시적인 것이기 때문에 걱정하지 않아도 된다. 어린아이들에게는 은립을 붙여주면 된다.

초조한 기분을 풀어주는 경혈

신문(神門)의 경혈을 잡으면 효과가 있다.

경혈급소

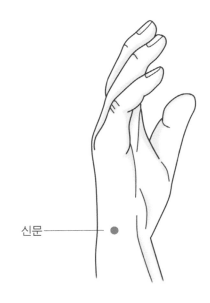

신문

현대사회의 모든 것이 스트레스의 원인이다. 스트레스는 신경을 불안하게 하여 사소한 일에도 흥분하며, 진정되지 않아 격분하거나 반대로 의욕을 상실하기도 한다.

스트레스를 시원하게 풀어주는 것이 바로 경혈요법인데, 이 요법으로 기분이 초조하기 쉬운 사람의 기질개선까지 도움이 된다. 또한 신문의 경혈도 효과적인데, 회의석상에서 격분했을 때 책상 밑에서 이 경혈을 강하게 눌리면 기분이 금방 가라앉을 것이다.

▲경혈급소 증상과 치료법

신문의 경혈은 손목의 새끼손가락 쪽에 위치하고 있다. 손바닥을 위로 하여 다른 손 엄지와 중지로 손목을 가볍게 잡는다. 이때 엄지를 굽혀서는 안 된다. 엄지와 손목이 접촉한 약간 위가 바로 신문의 경혈이다. 경혈에 신이라는 글자가 붙은 것은 마음이 깃든 곳이라는 의미로 정신작용과 깊은 관계가 있다. 귀에도 신문의 경혈이 있는데 병용하면 효과가 훨씬 크다.

축농증과 비염을 없애주는 경혈

상성(上星)의 경혈을 잡으면 효과가 있다.

경혈급소

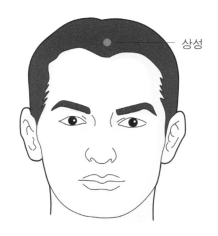

상성

머리의 정점과 미간의 정중앙을 연결하는 정중앙선

코에는 비강(鼻腔)에 이어 부비강이 있는데, 이곳은 들이마신 공기의 온도나 습도를 조정한다. 축농증은 상악동(上顎洞)의 점막이 염증을 일으켜 농즙이 고인 질환이다. 이 질환은 걸음을 걸을 때 머리가 울리고 집중력과 기억력이 약해진다. 하지만 안타깝게도 이 질환을 완치하는 약은 없다. 이에 따라 상성을 자극하면 축농증에서 나타나는 코 막힘, 알레르기성 비염으로 나타나는 코 막힘, 콧물 등을 그치게 하는데 효과가 있다.

보편적인 코 막힘일 땐 옆으로 누웠다가 반대쪽으로 돌아누우면 자연적으로 반대쪽에 코 막힘이 현상이 나타난다. 그 이유는 머리의 무게가 베개에 대고 있는 얼굴 쪽 피부를 자극해 혈행을 좋게 하기 때문이다. 이것은 한마디로 피부의 자극과 코 막힘에 밀접한 관계가 있다는 것을 뜻한다.

▲경혈급소 증상과 치료법

경혈 상성(上星)은 머리 꼭대기와 미간 중앙을 연결하는 정중앙선상에 있다. 즉 손바닥의 볼록한 부분을 코 위쪽 미간에 갖다 댄 후 새끼손가락을 뻗쳐 정중앙선에 닿는 곳인데, 이곳을 누르면 통증이 있다. 이밖에 축농증의 증상에 효과가 좋은 경혈로는 중곡비점(中谷鼻點)이 있다. 이것은 눈 안쪽 밑으로 1cm정도 지점인 콧대 바깥쪽으로 이곳을 마사지하면 코 막힘이 시원하게 해결된다.

치질을 고쳐주는 경혈

공최(孔最)의 경혈을 잡으면 효과가 있다.

경혈급소

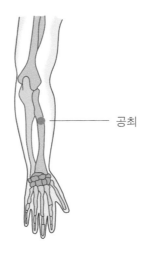

공최

165

치질은 치핵(痔核), 열항(裂肛), 치루(痔瘻) 등의 세 가지가 있다. 치루는 결핵성이 있기 때문에 전문의의 진단이 필요하다. 그 외는 가정에서 경혈요법을 활용하면 매우 큰 효과를 볼 수 있다. 특히 공최, 탈홍일 때 통증을 제거하기 위해서는 백합의 경혈이 효과적이다. 치질을 빨리 고치기 위해서는 경혈요법과 동시에 항상 국부를 청결하게 유지하고, 저자극성 비누로 미지근한 물로 씻어주고, 변비를 주의하고, 강한 향미료를 피하고, 지나친 알코올 섭취를 피해야 한다.

통증은 팔꿈치 바깥쪽 근육의 부착부분에 생기지만 손을 세게 쥐고 있으면 앞 팔의 근육전체로 통증이 퍼진다.

팔꿈치 관절은 허리나 목관절과는 달리 변형으로 통증이 생기지는 않는다. 팔의 통증은 관절염, 류머티즘, 냉기나 피로가 원인이 되는 신경통이다. 팔 바깥쪽에서 손등이 아픈 요골신경통(橈骨神經通), 팔의 손바닥 쪽이 아픈 정중신경통(正中神經通), 팔의 새끼손가락 측에서 앞뒤로 걸쳐 아픈 척골신경통(尺骨神經通) 등이 있다. 이밖에 견완증후군(肩腕症候群)이라는 목, 어깨, 팔에 걸친 통증과 팔이나 손가락의 저림증 등이 있다.

이것들은 모두 목뼈(경추)의 변형이나 추간판의 이상으로 어깨나 팔에 오는 신경이나 혈관이 압박되어서 생기는 것이다. 한마디로 경추에 이상이 있어서 나타나는 것이 아니다.

▲경혈급소 증상과 치료법

팔을 굽혔을 때 생기는 팔꿈치 안쪽의 커다란 주름을 주와횡문(?窩橫
紋)이라고 한다. 횡문팔 바깥쪽 끝이 곡지의 경혈이며 눌릴 때 통증이 온
다. 자극방법은 지압이나 집모침이 가장 좋은데, 팔의 신경통일 땐 경혈
을 지압과 동시에 아픈 곳을 따라 마사지하면 된다.

허리통증과 삔 허리를 고쳐주는 경혈

대장유(大腸兪)의 경혈을 잡으면 효과가 있다.

경혈급소

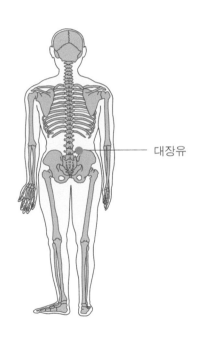

대장유

허리통증을 크게 세 가지로 구분해 보겠다. 첫째 허리의 근육이나 인대, 뼈의 병이나 변형에 기인하는 것이고, 둘째 신경성인데 신경의 염증이나 외상 등에 의한 신경통, 뼈나 관절의 변형이나 종양에 의한 신경압박으로 생기는 통증이고, 셋째 관련통인데 부인과나 비뇨기의 병, 위장병 등 다른 장기의 병이나 이상에 의해 생기는 것이다.

또한 갑자기 무거운 것을 들려는 순간 생기는 삔 허리통증이 있다. 이것은 외력으로 근이나 건에 소출혈이나 단렬(잘림줄)이 생기는 것인데, 증상이 심한 것을 추간판(推間板) 헤르니아라고 한다. 즉 추간판이란 연골이 삐져나오거나 깨져서 허리신경을 압박해 생기는 통증이다.

허리통증을 치료하기 위해서는 전문의의 치료가 필요하지만 경혈요법으로도 통증을 없애거나 부드럽게 해줄 수 있다. 또한 부인과 질환으로 생기는 허리통증엔 차교(次膠)나 대혁(大赫) 경혈이 효과적이다.

▲경혈급소 증상과 치료법

허리의 좌우에 있는 골반을 장골(腸骨)이라고 한다. 좌우의 장골끝, 만지면 툭 튀어나온 부분을 연결한 선과 등골이 교차한 선을 제4요추 밑의 뼈사이에서 좌우로 가로 2횡지(검지와 중지를 모은 폭)에 있는 곳이 대장유의 경혈이다. 지압방법은 경혈의 위치에 손가락을 놓고 다른 한쪽 손을 위에 겹쳐서 체중을 실은 것처럼 하면 된다.

허약체질을 강하게 하는 경혈

명문(命門)의 경혈을 잡으면 효과가 있다.

경혈급소

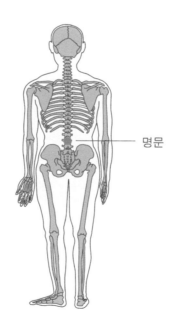

명문

제2요추와 제3요추 사이에 있는 복부 바로 옆제11늑골의 아래 가장자리

　허약체질은 밤에 우는 병이나 간질병 혹은 감기에 걸리기 쉽고 자주 기침을 하거나 소아천식으로 비실거리는 증상을 말한다. 또한 소화불량을 자주 일으켜 안색이 항상 나쁘고 구토나 설사를 반복하는 것도 마찬가지다.

　가장 주의할 점은 어린이의 신체가 어른신체와 같지 않다는 것을 알아두어야 한다. 각종 기능 역시 성인과 다르기 때문에 어른의 신체와 비교해서는 안 된다.

　따라서 반드시 소아과 의사에게 보이도록 하고 긴급인 경우 경혈요법을 활용하지만, 소아천식이나 만성적인 것은 의사와 의논한 후에 경혈요법을 해야 한다.

▲경혈급소 증상과 치료법

명문의 경혈은 제2요추와 제3요추 사이에 있는데, 복부의 바로 옆에서 제일 밑에 닿는 늑골(제11늑골)의 아래 가장자리를 좌우로 연결한 선상에 해당한다. 명문의 경혈은 선천의 원기가 깃드는 곳으로 출생부터 체질을 건강하게 한다는 이유로 옛날부터 허약체질개선에 자주 사용되어 왔다. 더구나 신주(身柱)와 함께 어린이병 전반에 효험이 있다. 자극방법은 은립을 붙이거나 간접뜸이 좋다. 또 밤에 우는 병, 간질병 등에서도 응용되지만, 허약체질 개선엔 브러시요법이 효과가 있다.

현기증과 어지럼증을 없애주는 경혈

중저(中渚)의 경혈을 잡으면 효과가 있다.

경혈급소

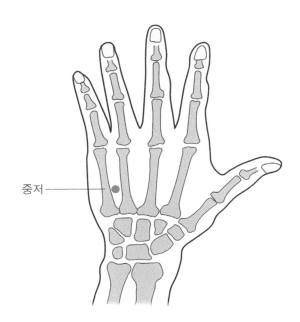

중저

넷째손가락과 새끼손가락 뼈가 분기하는 곳의 넷째손가락 쪽 뼈 있는 부분 손등 쪽

증상에 따라 누구나 쉽게 할 수 있는 경혈 경락 지압법

현기증은 갑자기 일어섰을 때나 공복일 때 느끼는 것과 병적으로 느끼는 것이 있다. 먼저 말초신경성, 즉 귀의 속귀?내정신경의 이상으로 나타나는 메니엘병으로 평형기능이 손상되는 것이다. 이 질환은 경혈요법으로 효과를 볼 수 있다. 다른 하나는 중추성, 즉 뇌종상 등의 뇌병이나 뇌 속의 혈액순환에 이상이 생기는 것으로 고혈압, 저혈압, 빈혈, 뇌저동맥부전증 등에 의한 것이다.

▲경혈급소 증상과 치료법

중저는 삼초경이란 경락에 속하며 임파선과 깊은 관계가 있다. 어지러움증은 귓속을 지나고 있는 임파관과 관련되어 있어 중저의 경혈이 잘 듣는다. 중저의 경혈은 손등 쪽 약지와 중지 뼈가 분기하는 곳인 약지 쪽의 뼈있는 부분인데 강하게 누르면 통증을 나타난다.

■ 편 저 대한건강증진치료연구회

┃ 나홀로 중풍 예방과 치료 길라잡이
┃ 질병을 치료하는 자연식요법 길라잡이
┃ 질병을 치료하는 식이요법 길라잡이

경혈·경락으로 치료하는
질병과 건강비법

2021년 02월 5일 초판 1쇄 인쇄
2021년 02월 10일 초판 1쇄 발행

편 저 대한건강증진치료연구회
발행인 김현호
발행처 법문북스(일문판)
공급처 법률미디어

주소 서울 구로구 경인로 54길4(구로동 636-62)
전화 02)2636-2911~2, 팩스 02)2636-3012
홈페이지 www.lawb.co.kr

등록일자 1979년 8월 27일
등록번호 제5-22호

ISBN 978-89-7535-923-1

정가 18,000원

이 도서의 국립중앙도서관 출판예정도서목록(CIP)은 서지정보유통지원시스템 홈페이지(http://seoji.nl.go.kr)와 국가
자료종합목록 구축시스템(http://kolis-net.nl.go.kr)에서 이용하실 수 있습니다. (CIP제어번호 : CIP2020026438)